HEYNE <

Alle Angaben in diesem Buch beruhen auf dem neuesten Stand von Wissenschaft und Forschung. Grundsätzlich sollten jedoch alle Befindlichkeitsstörungen mit einem Arzt besprochen werden, ehe eine Selbstbehandlung vorgenommen wird. Insbesondere muss geklärt werden, dass die Beschwerden nicht Symptome von Krankheiten sind, die dringender ärztlicher Behandlung bedürfen. Für den Erfolg bzw. die Richtigkeit der Anwendungen in jedem Einzelfall können Autor und Verlag keinerlei Gewähr übernehmen.

WOLFGANG MÖHRING

Der kleine Rückentrainer

Schnelle Übungen für zu Hause und unterwegs

WILHELM HEYNE VERLAG
MÜNCHEN

Umwelthinweis:
Dieses Buch wurde auf
chlor- und säurefreiem Papier gedruckt.

9. Auflage
Originalausgabe 10/2002

http://www.heyne.de
Printed in Germany 2007
Konzeption und Realisation: Medienagentur Gerald Drews, Augsburg
Redaktion: Ortrun Huber
Innenillustrationen: Matthias Reinhard, Nürnberg
Umschlagkonzept: Hauptmann & Kompanie Werbeagentur,
München - Zürich
Umschlaggestaltung: Atelier Seidel, Neuötting
Satz: Matthias Reinhard, Nürnberg
Druck und Bindung: RMO, München

ISBN: 978-3-453-21421-7

Inhalt

Vorwort

Rückenbeschwerden sind eine weit verbreitete Plage. Nicht weniger als vier von fünf Menschen leiden im Verlauf ihres Lebens irgendwann einmal darunter. Neben dem natürlichen altersbedingten Verschleiß liegt die Ursache vor allem in ungünstigen Körperhaltungen, die man sich im Lauf vieler Jahre angewöhnt hat und in rückenbelastenden Bewegungen. In vielen Fällen kommen noch ungeeignete Schuhe, Bewegungsmangel und Übergewicht als zusätzliche rückenbelastende Faktoren hinzu. Fehlhaltungen und falsche Belastungen führen zu einer Verkrampfung der Rückenmuskulatur, der Rücken tut weh, oft schon lange bevor es zu organischen Veränderungen an der Wirbelsäule kommt. Nehmen Sie Schmerzen daher immer als ein Warnsignal und werden Sie rechtzeitig aktiv, sodass es gar nicht erst zu ernsthaften Rückenbeschwerden wie etwa einem akuten Bandscheibenvorfall kommt. Beim Rückentraining ist Ihre aktive Mitarbeit gefragt. Wenn Sie auf Haltungen und Bewegungen auch im Alltag achten und täglich ein kleines Programm absolvieren, durch das die Muskulatur gestärkt und die Rückenbeweglichkeit gefördert wird, können Sie Rückenbeschwerden vorbeugen und auch ein erneutes Auftreten oft verhindern. Wie für alle Organe unseres Körpers ist für einen gesunden Rücken der Wechsel aus Anspannung und Entspannung, aus Bewegung und Ruhe, aus Aktivität und Passivität wichtig. Wenn Sie »in Bewegung bleiben«, werden die altersbedingten Abbauvorgänge unseres Körpers wesentlich verlangsamt. Ein gesundes und trainiertes Bewegungssystem kann normale Beanspruchungen bis ins hohe Alter hinein aushalten.

Dieses Buch zeigt Ihnen, wie Sie sich rückengerecht bewegen und halten. Verschiedene Übungsprogramme dienen der Kräftigung der Rückenmuskulatur und der Förderung der Gelenkbeweglichkeit. Auf diese Weise kann der natürliche Alterungsprozess der Wirbelsäule verlangsamt werden. Ebenso werden aber auch geeignete Behandlungsmöglichkeiten zur Linderung leichterer und schwererer Rückenbeschwerden angeführt.

Abb.1

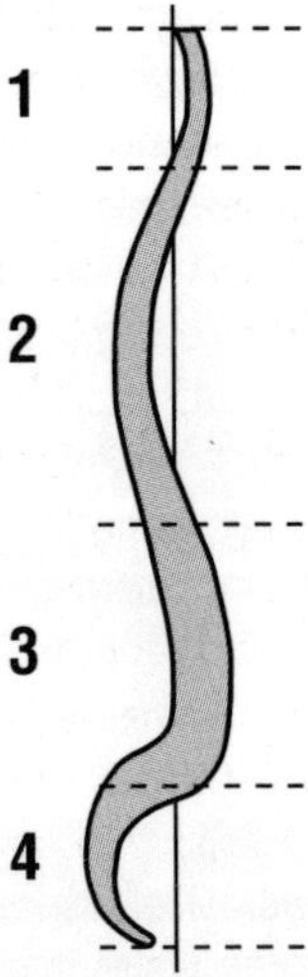

Doppel-S-Form der Wirbelsäule

Die natürlichen Krümmungen sind:
1 Halslordose
2 Brustkyphose
3 Lendenlordose
4 Kreuz- und Steißbein
Verstärkt sich die Lendenlordose, spricht man von einem Hohlkreuz.
Verstärkt sich die Brustkyphose, spricht man vom Buckel.

I.
Im Einklang mit der Schwerkraft

Die ideale Gleichgewichtsachse verbindet gedachte Punkte, die sich auf der Kopfmitte, dem Schulter-, Hüft- und Sprunggelenk befinden. Liegen diese Punkte senkrecht übereinander, stützt der jeweils untere Körperabschnitt den darüber liegenden. Wie bei einem aufrecht stehenden Ei hält die Schwerkraft unseren Körper dann im Gleichgewicht und nur ein Minimum an Energie ist nötig, diesen Zustand beizubehalten. Haben wir uns nun eine Haltung angewöhnt, die zu sehr nach vorn oder nach hinten geneigt ist, muss permanent vermehrt Energie aufgebracht werden. Eine solches instabiles Gleichgewicht beschränkt sich aber nicht nur auf einen einzigen Körperbereich. Denn unser gesamter Muskelapparat ist, wie zum Beispiel die Streckermuskulatur der Körperrückseite, über Sehnenplatten und derbe Muskelhüllen (Fascien) miteinander verbunden. Sie können dies selbst feststellen: Wenn Sie Ihr Gewicht stärker auf die Fersen verlagern, werden Sie die Knie stärker durchdrücken, was wiederum ein nach hinten geneigtes Becken und damit ein Hohlkreuz zur Folge hat. Ein leichter Stoß auf die Brustmitte würde zeigen, wie wenig »standfest« Sie sind. Da die ideale Gleichgewichtsachse verlassen wurde, treten vermehrte Muskelspannungen auf, die Gelenke werden stärker belastet und vorzeitige Verschleißerscheinungen gefördert.
Eine besondere Bedeutung für eine ausbalancierte Körperhaltung hat unsere Wirbelsäule. Ihre natürliche Form, ein Doppel-S (Abb.1) garantiert ein Maximum an Stabilität. Bei einer Abweichung von

dieser natürlichen Krümmung tritt ein Effekt auf, als ob man an einen gebogenen Draht ein Gewicht hängt: Die Biegung des Drahtes verstärkt sich. Genauso verhält sich unsere Wirbelsäule, wenn sie an einem überhängenden Punkt ständig vermehrt belastet wird – die anfangs schwache natürliche Krümmung wird größer, wodurch es im Lauf der Jahre zu Beschwerden kommt. Dieser Effekt ist natürlich abhängig vom Gesamtzustand unseres Knochen-Muskel-Sehnen-Apparates und unserer allgemeinen Körperhaltung, sodass nicht jeder Mensch auf die vermehrt auftretenden Kräfte durch die Zusatzbelastung gleich schnell mit Beschwerden reagiert.

1. Wie Rückenbeschwerden entstehen

Haltungs- und bewegungsbedingte Belastungen

Stellen Sie sich die Wirbelsäule als eine aus Schichten zusammengesetzte Säule vor. Diese Schichten bestehen aus den Wirbelknochen und den dazwischen liegenden Bandscheiben. Jeweils zwei Wirbelkörper sind gelenkig miteinander verbunden und von einer Gelenkkapsel umhüllt. An den Wirbelkörpern setzen Sehnen und Bänder an. Mit Hilfe der Rumpfmuskulatur wird die Wirbelsäule aufrecht gehalten und bewegt. Zusätzlich stabilisierend wirken Bänder und Gelenkkapsel. Die Elastizität und Plastizität der Bandscheiben ermöglicht es Ihnen, Druckkräfte aufzunehmen und sie gleichmäßig auf ihre Gesamtfläche und damit auch auf die des Wirbelkörpers zu verteilen, etwa nach dem Prinzip eines Stoßdämpfers. Der gallertartige Kern der Bandscheibe wird dabei zum Drehpunkt zwischen den Wirbelkörpern. Wenn Sie eine schwere

Last mit gebeugtem Rücken heben, wird in erster Linie das vordere Drittel der Bandscheiben belastet, das hintere Drittel steht unter Zugspannung. Bei geradem Rücken verteilt sich während des Hebevorgangs die Druckspannung auf die gesamte Oberfläche der Bandscheibe, Zugbeanspruchungen treten kaum auf. Da die Biege- und Zugfestigkeit des Bandscheibenknorpels wesentlich geringer ist als seine Druckfestigkeit, kommt es bei jahrelanger falscher Belastung leicht zu Verschleißerscheinungen. Richtig wäre es hier, zum Beispiel Lasten aus der Kniebeuge heraus, mit geradem Rücken zu heben. Ähnliche Zugbeanspruchungen, wenn auch in geringerem Ausmaß, treten bei schlechter Körperhaltung auf. Als Folge kommt es zu einer haltungsbedingten Verstärkung der natürlichen Wirbelsäulenkrümmungen bis hin zum Buckel oder Hohlkreuz. Aber auch durch stundenlanges Sitzen ohne entsprechenden Bewegungsausgleich und einseitiges Tragen kommt es auf Dauer zur übermäßigen Belastung der Wirbelsäule, ihrer Gelenke, Muskeln, Sehnen und Bänder.

Faktoren, die Rückenbeschwerden begünstigen

Verschiedene Faktoren begünstigen das Auftreten von Rückenbeschwerden zusätzlich. Dazu gehören

Bewegungsmangel: Wird die Wirbelsäule durch die sie umgebende Muskelspannung nicht ausreichend gestützt, führt dies zu rascherem Verschleiß, zudem ist der Stoffwechsel mit seinen Aufbau- und Entschlackungsprozessen verlangsamt.
Übergewicht: Vermehrtes Gewicht führt zu einer verstärkten Zugspannung an der Wirbelsäule.

Kleidung und Schuhwerk: Zu enge Kleidung, wie zum Beispiel Jeans, schnürt die Muskulatur ein, die dadurch ihre Aufgaben nicht mehr so gut wahrnehmen kann; hochhackige Schuhe und Schuhe mit ungenügend stoßdämpfenden Sohlen belasten direkt die Bandscheiben.

Psychische Ursachen: Konflikte privater oder beruflicher Natur können zu Stressspannung der Rückenmuskulatur und dadurch zu Fehlhaltung führen. Speziell Nacken-, Schulter- und Kreuzschmerzen haben oft als Mitursache arbeitsmäßige oder psychische Überforderung, wodurch eine innerliche Verkrampfung entsteht, die auch zur äußeren Verkrampfung führt. Man kann sich schließlich nicht mehr entspannen. Zuweilen wird auch ein akuter Bandscheibenvorfall durch private familiäre und berufliche Belastungen oder Probleme ausgelöst. In der Umgangssprache finden wir einige Hinweise auf die psychischen Ursachen von Rückenschmerzen, wenn man zum Beispiel vor Kummer »den Kopf hängen lässt«, für andere »den Buckel hinhält« oder einem »die Angst im Nacken sitzt«. So kann ein Bandscheibenvorfall zum »Spiegel der Seele« werden. Er zwingt den Betroffenen zur Ruhe und schafft die nötige Distanz. Besser ist natürlich schon im Vorfeld bewusst mit seinen Problemen umzugehen.

Folgen vermehrter Belastung

Die genannten Ursachen führen zu einer vermehrten Belastung und Zugbeanspruchung der Wirbelsäule. Die Gelenkkapseln und Bänder der Wirbelgelenke werden überdehnt und gelockert, die Krümmungen der Wirbelsäule verstärken sich, sodass Bandscheiben und Wirbelgelenke unter Druck geraten. Durch die Verkrampfung

Abb.2

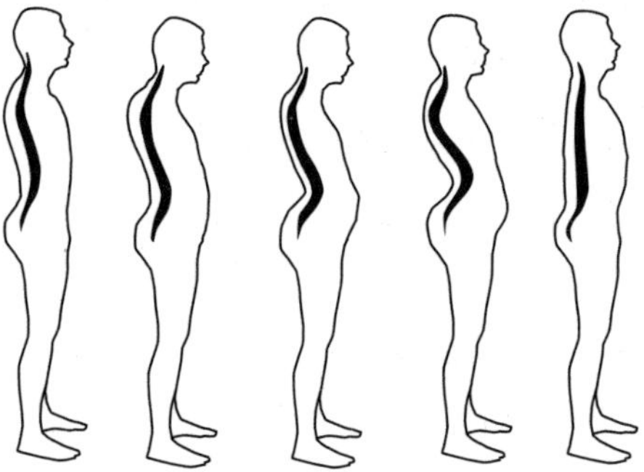

Normale Körperhaltung und Abweichungen

der Rückenmuskulatur entstehen als erste unmittelbare Folge Schmerzen, vor allem im Bereich des unteren Rückens und des Nackens. Diese Schmerzen aber führen wiederum zur Verkrampfung, was die Fehlhaltungen verstärkt – ein Teufelskreis. Besonders stark werden die Wirbelgelenke durch ein verstärktes Hohlkreuz (Abb.2) belastet, da sie verschoben und ihre Gelenkkapseln überdehnt werden, wodurch quälende Kreuzschmerzen ausgelöst werden können.

Dauert die vermehrte Beanspruchung unserer Wirbelsäule nun über Jahre hinweg an, nützen sich die Bandscheiben allmählich ab, bis hin zum Bandscheibenvorfall, dem Hervorquellen des gallertartigen Kerns der Bandscheibe (Abb.3). Der Druck des ausgelaufenen Kerns auf die zwischen den Wirbelknochen liegenden Spinalnerven führt dabei zu oft sehr heftigen Schmerzen.

Abb.3

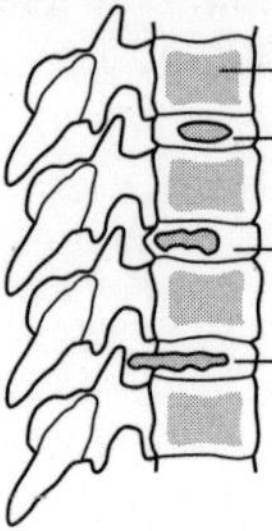

Gesunde und degenerierte Bandscheibe (Seitenansicht)

Chronisch verspannte Rückenmuskeln führen aber nicht nur zu einer Einschränkung oder Veränderung der Beweglichkeit der Wirbelgelenke. Der Zustand der Muskeln und Nervenkanäle im Bereich der Wirbelsäule beeinflusst auch die Gesundheit und das Wohlbefinden aller Organe und Körperfunktionen. Können Nerven des Rückenmarks nicht mehr frei und ungehindert austreten, kann dadurch die Funktion innerer Organe beeinträchtigt werden.

Umgekehrt können Rückenschmerzen aber auch ein Signal für innere Krankheiten sein. Atemabhängige Rückenbeschwerden sind zum Beispiel nicht selten Begleiterscheinung von Lungenkrankheiten. In den linken Arm und den linken oberen Rücken ausstrahlende Schmerzen können durch Herzkrankheiten (Verengung der Herzkranzgefäße) ausgelöst werden. Aber auch Entzündungen der Bauchspeicheldrüse, der Gallenblase und der Nieren können zu Rückenschmerzen führen. Grundsätzlich sollten Sie sich daher bei Rückenschmerzen gründlich von einem erfahrenen Arzt oder Heilpraktiker untersuchen lassen, der dies abklären wird.

2. Die beste Vorbeugung: eine gesunde Körperhaltung

Die meisten Menschen haben sich jahrelang an ihre falschen Bewegungsmuster gewöhnt, sodass sie diese falschen Bewegungsabläufe nun völlig unbewusst abspulen. Wenn wir einer sitzenden Tätigkeit nachgehen, etwa einen Brief schreiben wollen, denken wir nur an das Endziel »schreiben«, ohne darauf zu achten, dass wir vielleicht krumm sitzen, den Kugelschreiber mit viel zu viel Kraft umklammern, und dann schreiben wir unter Mitwirkung von Stirnfalten, verspanntem Unterkiefer, Nacken und Schultern und verschlungenen Beinen und Füßen unter der Tischplatte. Um unsere Haltungsmuster zu ändern, müssen wir also lernen, genau auf unsere Körperhaltung zu achten.

Kleine Reise durch unseren Körper

Als ersten wichtigen Schritt sollten Sie sich klar machen, wie Ihre momentane Körperhaltung beschaffen ist. Dabei helfen Beobachtung, Experimente und ein bewusstes Erleben davon, wie Sie sich halten und bewegen. Stellen Sie fest, wie Sie gehen, stehen oder sitzen. Finden Sie Ihre schlechten Angewohnheiten heraus: Gesenkter Kopf, krummer Rücken, zurückgezogene Schultern, durchgedrückte Knie, flache Atmung, verspanntes Gesicht usw. Experimentieren Sie mit verschiedenen Körperhaltungen, drücken Sie die Knie extra durch, ziehen Sie den Kopf ein etc. Wenn Sie eine falsche Haltung bei sich entdeckt haben, verstärken Sie diese noch und horchen Sie in sich hinein, was dabei geschieht. Versuchen Sie sich zu verdeutlichen, wie Sie sich im Alltag bewegen und halten. Um Körpergefühl zu entwickeln und falsche Bewegungen zu entdecken, ist es sehr nützlich, unsere häufigsten Bewegungen – gehen, hinsetzen, aufstehen, sitzen, häufige Arbeitsabläufe – einmal im Zeitlupentempo auszuführen und dabei allem nachzuspüren, was sich in unserem Körper an Veränderungen ergibt. Versuchen Sie sich bei diesen Übungen neutral zu beobachten, werten Sie sich nicht und verändern Sie nichts.

Wie Sie Ihre Körperhaltung überprüfen können

Markieren Sie, etwa mit einer Schnur oder einem Klebestreifen, auf einem großen Spiegel eine senkrechte Mittellinie. Stellen Sie sich anschließend mit einer Körperseite zum Spiegel, drehen Sie den Kopf leicht in seine Richtung und kneifen Sie das vom Spiegel entfernte Auge zu. Füße und Knie sollten ein wenig auseinander stehen und parallel nach vorn zeigen. Sehen Sie sich nun Abweichungen von der idealen Linie an und versuchen Sie in sich hineinzuspüren, wo sich Verkrampfungen befinden. Dann richten Sie Ihren Körper so ein, dass die Markierung auf dem Spiegel in etwa durch den äußeren Fußknöchel, die Hüften, die Schultern und das Ohrläppchen verläuft. Dies entspricht der idealen Körperachse, wobei jeder Körperteil im Gleichgewicht auf dem anderen ruht.

Übungsprogramm zur Entspannung

Als ersten Schritt sollten Sie den festen Entschluss fassen, falsche, zur Gewohnheit gewordene Haltungs- und Bewegungsmuster zu ändern. Anschließend ist disziplinierte kontinuierliche Arbeit notwendig. Die folgenden Übungen können Ihnen dabei helfen, Körpergefühl zu entwickeln und sich zu entspannen, bevor Sie versuchen die richtige Körperhaltung einzunehmen:

Kopf und Nacken: Aufrecht stehen, die Füße sind parallel, die Knie nicht ganz durchgedrückt. Den Kopf weich nach vorne, dann zurückbeugen, je 3-mal, anschließend je 3-mal auf jede Seite drehen und 3-mal auf jede Seite neigen. Führen Sie die Bewegungen sanft aus, nicht mit Kraft. Abschließend mit dem Kopf langsam 5-mal erst in die eine, dann in die andere Richtung kreisen. Zur Vitalisierung hinterher mit den Handflächen über Gesichtsmuskulatur, Kopfhaut, Hals und Nacken reiben.

Schultern: Aufrecht stehen wie zuvor und die Schultern je 2-mal nach oben, vorne und nach hinten ziehen. Nach jeder Anspannung kurz entspannen. Anschließend die Arme hängen lassen und mit den Schultern 8-mal nach vorne, dann nach hinten kreisen. Nun die gestreckten Arme je 8-mal nach vorn und nach hinten kreisen lassen, zunächst kleine Kreise, allmählich größere. Zum Abschluss die Hände hinter dem Rücken verschränken und nach hinten und oben strecken, ohne den Körper zu beugen. Dann entspannen.

Rücken: Aufrecht stehen, die Füße sind parallel. Das Kinn so nahe als möglich an die Brust bringen und von oben nach unten Wirbel für Wirbel nach unten rollen. Kopf und ausgestreckte Hände ohne Anstrengung dabei so weit wie möglich Richtung Boden bringen. Unten angekommen einen Moment verharren, atmen und noch ein kleines Stück weiter nach unten dehnen. Dann in die Hocke gehen und sich aufrichten ohne den Rücken erneut zu beugen. Diese Übung stärkt den Rücken durch die Stimulierung des Hauptenergieversorgers, des Blasenmeridians.

Becken: Aufrecht stehen, Füße parallel schulterbreit auseinander.

Mit dem Becken 8-mal in die eine, dann in die andere Richtung kreisen. Anschließend sich auf den Rücken legen und die Beine ausstrecken. Die Arme neben den Körper legen. Jetzt das rechte Bein lang strecken, dann das linke Bein. Die Bewegung mit jedem Bein 15- bis 20-mal energisch, aber kontrolliert durchführen.

Füße: Heben Sie im Stehen das rechte Bein an, nun mit dem Fuß 8-mal nach rechts, dann nach links kreisen. Ebenso mit dem linken Fuß. Anschließend 20-mal vom Fußballen auf die Fersen und zurückwippen. Zum Abschluss mit den Daumenkuppen die Fußsohlen kräftig durchmassieren. Eine hervorragende Fußmassage ist auch das Barfußlaufen auf einer Wiese im Sommer. Tautreten und Wassertreten fördern als Reiztherapie zusätzlich die Durchblutung und regen den Kreislauf an.

Die »Bewusstseinsbefehle« nach Alexander

Frederick Mathias Alexander ist der Gründer einer eigenständigen Therapieform, bei der man in mehreren Sitzungen lernt, seinen Körper richtig zu gebrauchen. Er entdeckte einige einfache Regeln, mit deren Hilfe man sich seiner Haltung bewusst wird und Körpergefühl entwickeln kann. Durch ständiges Üben kann man eine richtige Körperhaltung erlernen. Wichtigstes Element seiner Therapie ist eine unverkrampfte und gelassene Beobachtung der Art und Weise, wie wir unseren Körper bei einfachen Tätigkeiten gebrauchen oder missbrauchen. Seine Bewusstseinsbefehle an den Körper sind:

Kopf waagrecht und geradeaus, Gesicht entspannt:
Von der Entspannung des Gesichts geht alle Entspannung aus (wie wäre es mit einem Lächeln?). Der Kopf sollte gerade auf dem ober-

sten Halswirbel sitzen und frei beweglich sein. Ziehen Sie in Ihrer Vorstellung den Hals lang. Dabei sollten Sie den Kopf nicht zurücklegen oder -beugen, den Nacken nicht anspannen, aber auch nicht den Kehlkopf einquetschen, indem Sie den Kopf nach unten senken oder strecken.

Schultern breit: Stellen Sie sich vor, wie Ihre Schultern sich verbreitern: Ziehen Sie sie weder nach vorne noch zurück und lassen Sie die Arme entspannt neben dem Körper hängen.

Rücken lang: Ziehen Sie in Ihrer Vorstellung den Rücken auseinander. Hilfreich ist es, wenn Sie sich vorstellen, dass jemand Ihre Wirbelsäule am obersten Halswirbel und am Steißbein kräftig auseinander zieht, sodass Ihr Rücken lang wird. Machen Sie dabei aber kein Hohlkreuz. Haben Sie das Gefühl, dass Sie wie von selbst schlanker und größer werden.

Becken ausmitteln: Ermitteln Sie im Zusammenspiel mit den Knien die mittlere Beckenstellung. Schieben Sie dazu das Becken einmal ganz nach vorne, dann ganz nach hinten. Kneifen Sie dabei die Gesäßbacken nicht zusammen. Ein wichtiger Bereich für Bewegung und Gleichgewicht liegt einige Zentimeter unterhalb des Nabels. Schüler der östlichen Kampfkünste, von Tai-Chi und Yoga werden angehalten, diesen Punkt als Fixpunkt für ihre Aufmerksamkeit anzusehen, von dem aus jede Bewegung ihren Anfang nehmen soll. Die Lage dieses Bezirkes entspricht etwa der Höhe der Hüftgelenke, die auch F.M. Alexander als Zentrum der Bewegungen unseres Körpers ansieht.

Knie leicht gebeugt, die Fußgelenke zentriert: Die Knie niemals ganz durchdrücken. Die Fußgelenke sollten sich seitlich in einer Linie mit den Hüften, Schultern und Ohrläppchen befinden.

Übungen zur Entwicklung von Standfestigkeit, Gleichgewicht und Körperempfinden

1. Stellen Sie Ihre Füße parallel und lassen Sie Ihren Körper von den Fußknöcheln aus leicht von Seite zu Seite schwanken, als ob Sie ein Baum wären, den der Wind bewegt. Nun mit kleinen ruhigen Bewegungen vor- und rückwärts schwanken. Bewegen Sie schließlich Ihren Körper im Kreis, 20-mal in die eine, dann in die andere Richtung. Beobachten Sie während dieser Übung, wo Sie Verspannung und Anstrengung spüren.
2. Einbeinstand: Stehen Sie aufrecht und strecken Sie die Arme waagrecht nach vorne, ohne die Schulter hochzuziehen. Führen Sie die linke Fußsohle zum rechten Knie, die gestreckten Arme zur Seite und bleiben Sie zehn Sekunden so stehen. Dann die Arme und das linke Bein senken und umgekehrt. 5- bis 10-mal wiederholen.
3. Versuchen Sie während der Fahrt in der Straßenbahn, im Bus oder der U-Bahn eine kurze Zeit zu stehen, ohne sich festzuhalten. Beugen Sie die Knie leicht und fangen Sie die Stöße wie ein Skifahrer auf. Begegnen Sie Beschleunigungen und Abbremsungen mit einer Verlagerung Ihres Schwerpunktes.

II.
Rückengerecht durch Tag und Nacht

Die praktischen Ratschläge und Maßnahmen in diesem Kapitel sind sowohl vorbeugend für rückengesunde Menschen als auch für Menschen mit Beschwerden gedacht.

1. Stehen und Gehen

Gestreckte Knie sind schädlich für die Wirbelsäule, weil sie zu einer Hohlkreuzhaltung führen. Stehen Sie daher locker und drücken Sie die Knie nicht ganz durch. Durch leichtes Beugen der Knie wird ein verstärktes Hohlkreuz ausgeglichen und die Wirbelsäule entlastet. Wechseln Sie alle 15 Minuten das Standbein und halten Sie den Kopf so hoch, dass die Augen geradeaus blicken. Nutzen Sie Gelegenheiten, sich anzulehnen, da Sie dadurch Oberkörpergewicht wegnehmen. Stellen Sie zur Entlastung, zum Beispiel beim Bügeln, abwechselnd immer ein Bein auf einen kleinen Schemel oder Kasten, das andere Bein nicht ganz durchstrecken. Ein gutes Beispiel für entspanntes Stehen ist ein Stehpult, an dem der Oberkörper abgestützt wird, mit einem Schemel, auf dem Sie einen Fuß leicht erhöht abstellen.
Wichtig ist auch das Schuhwerk, das Sie benutzen. Hohe und zu harte Absätze belasten die Wirbelsäule und verstärken das Hohlkreuz. Achten Sie auf weiche Absätze und Sohlen zur Dämpfung harter Stöße, auf feste seitliche Fersenführung und ein gutes

bequemes Fußbett oder Einlagen. Geeignet sind auch offene Sandalen mit Fußbett und Führung, da Sie durch festes Krallen ständig Fußgymnastik durchführen. Überhaupt sollten Sie so oft wie möglich barfuß oder in Socken gehen, das massiert Ihre Füße und hält sie beweglich.

Wenn Sie gehen, achten Sie ebenfalls darauf, dass Sie die Knie nicht ganz durchstrecken und den Rücken gerade halten. Benutzen Sie auf Spaziergängen und Wanderungen einen Stock zur Entlastung der Wirbelsäule. Das hat nichts mit »alt sein« zu tun, sondern ist eine sinnvolle und natürliche Verhaltensweise, die man auch bei Kindern beobachten kann, die sich auf Wanderungen wie selbstverständlich einen Stock suchen.

2. Bücken und Heben

Bereits das Heben leichterer Gegenstände führt zu einer deutlichen Belastung der Bandscheiben im unteren Wirbelsäulenbereich. Schweres Heben und Tragen stellt die größte Belastung für die Wirbelsäule im Alltag dar. Wer einen Bandscheibenschaden hat oder unter chronischen Rückenbeschwerden leidet, sollte daher keine schweren Lasten tragen. Ist das Heben von Lasten unvermeidlich, muss das Gewicht möglichst körpernah, mit Körperkontakt getragen werden. Mit jedem Zentimeter Abstand eines Gegenstandes vom Körper vergrößert sich die Belastung der unteren Wirbelsäule. Spannen Sie beim Heben die Rumpfmuskulatur und die Bauchmuskeln etwas an, das entlastet und ist gleichzeitig Muskeltraining. Bücken mit gekrümmtem Rücken nimmt unsere Wir-

Abb.4

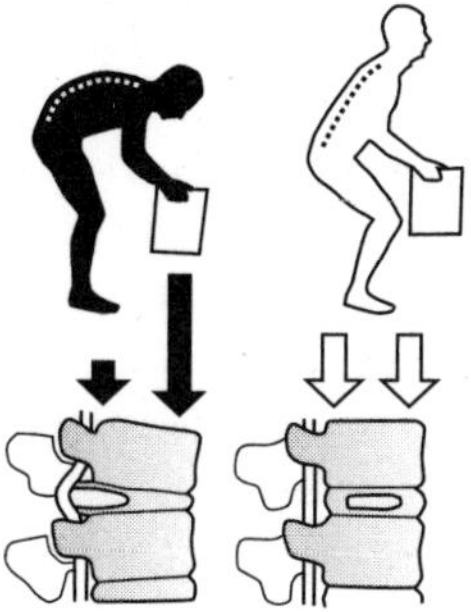

belsäule auf Dauer sehr übel. Beugen Sie sich daher niemals mit gestreckten Beinen nach vorne, sondern gehen Sie etwas in die Knie, wenn Sie sich tiefer bücken müssen, in die Hocke (Abb.4). Falls möglich, stützen Sie sich dabei mit einer Hand etwas ab. Auf diese Weise können Sie am besten eine gerade und daher schonende Rückenhaltung bewahren. Arbeitsgeräte wie Staubsauger, Besen oder Gartenrechen sollten lange Stiele haben, sodass Sie eine große Reichweite haben, ohne dass Sie sich bücken müssen. Führen Sie alle Arbeiten möglichst körpernah durch und achten Sie auf kleine Pausen zwischendurch.

Besonders kritisch für die Bandscheiben ist das Weiterreichen von Lasten und Gegenständen mit verdrehter Körperhaltung. Zum Beispiel kommt es nicht selten zur Schädigung von Bandscheiben oder auch einem Bandscheibenvorfall beim Be- und Entladen eines Autokofferraums. Vermeiden Sie daher Drehbewegungen des Oberkörpers, wenn Sie etwas tragen, und achten Sie auf einen guten Stand. Tragen Sie Lasten körpernah und führen Sie Drehungen mit dem ganzen Körper aus, also mit einem Schritt von Beinen und Füßen in die Bewegungsrichtung. Der Rücken sollte dabei immer gerade bleiben. Spannen Sie beim Heben die Bauchmuskulatur etwas an. Müssen Sie Lasten nach oben heben, führen Sie dies in Etappen durch und stellen Sie zum Beispiel einen Getränkekasten erst auf dem Kofferraumrand Ihres Fahrzeuges ab, bevor Sie ihn nach innen heben. Wenn Sie Lasten tragen, verteilen Sie sie gleichmäßig. Nehmen Sie lieber zwei kleine Koffer als einen großen. Noch besser ist ein Rucksack. Vergessen Sie auch nicht das Prinzip »lieber öfter tragen«. Besser gehen Sie einmal mehr zwischen Küche und Esszimmer hin und her, als ein schweres Tablett zu befördern. Dinge des täglichen Bedarfs bringen Sie am besten in Brusthöhe an, um die Entnahme und das Einordnen zu erleichtern.

3. Liegen und Sitzen

Ein Drittel unseres Lebens verbringen wir im Bett. Wenn Sie sich wirbelsäulengerecht betten wollen, achten Sie darauf, dass die Matratze der Wirbelsäule einen festen Halt bietet, aber etwas flexibel ist. Auch ursprünglich feste Matratzen entwickeln im Lauf der Jahre eine Mulde, sodass die Wirbelsäule durchhängt. Investieren Sie daher rechtzeitig und sparen Sie nicht an Ihrer Rückengesundheit. Wenn schon Schäden an der Wirbelsäule vorhanden sind, sollten Sie sich ein handelsübliches Spezialkissen besorgen, das dafür sorgt, dass die Schulter-Nackenpartie immer richtig gelagert ist. Einfache Kopfkissen sind nicht wirbelsäulengerecht.

Abb.5

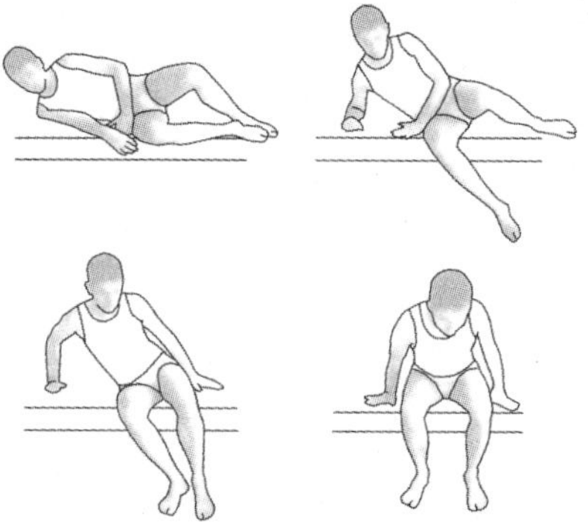

Eine günstige Liegeposition unterstützt die natürlichen Krümmungen der Wirbelsäule und hält den Rücken möglichst gerade. Wenn Sie auf dem Rücken liegen, legen Sie dafür eine zusammengerollte Decke oder ein Kissen unter die Knie. Formen Sie das Kopfkissen so, dass es dem Kopf Halt gibt oder verwenden Sie ein Spezialkissen. In Seitenlage hilft ein zwischen die Beine genommenes Kissen oder eine Decke, die Wirbelsäule gerade zu halten. Die Bauchlage ist für den Rücken grundsätzlich ungünstig, weil Sie die Bildung eines Hohlkreuzes fördert. Bauchschläfer sollten zumindest ein Kissen unter den Bauch legen, wenn Sie sich nicht an Rücken- oder Seitenlage gewöhnen können. Wenn Sie aufstehen, rollen Sie sich seitlich aus dem Bett, indem Sie sich mit den Händen abstützen (Abb.5). Hinlegen in umgekehrter Reihenfolge. Beim vornüber Aufstehen werden die Bandscheiben stark gequetscht, sodass oft schon durch falsches Aufstehen und Hinlegen Beschwerden entstehen können.

Viel Zeit verbringen wir auch im Sitzen – am Arbeitsplatz, im Auto, zu Hause oder in der Schule. Um rückenschonend und entspannt zu sitzen, sollten Sie fünf Regeln beherzigen:

1. Lehnen Sie den Rücken an.
Achten Sie auf wirbelsäulengerechte Lehne und Sitzfläche. Die Lehne sollte den Rücken bis mindestens unter die Schulterblätter abstützen und flexibel nach vorn und hinten einstellbar sein. Die Sitzfläche muss auf einen Haltungswechsel reagieren können.
2. Halten Sie die Knie höher als die Hüfte.
Der Winkel zwischen Ober- und Unterschenkel sollte mindestens 90° betragen. Wenn nötig benutzen Sie einen Schemel. Achten Sie auch darauf, dass Schreib- und Sitzfläche aufeinander abgestimmt sind. Die Unterarme müssen flach auf dem Schreibtisch aufliegen, ohne dass Sie die Schultern hochziehen müssen. Die Füße stehen auf dem Boden oder dem Schemel (Abb.6).

Abb.6

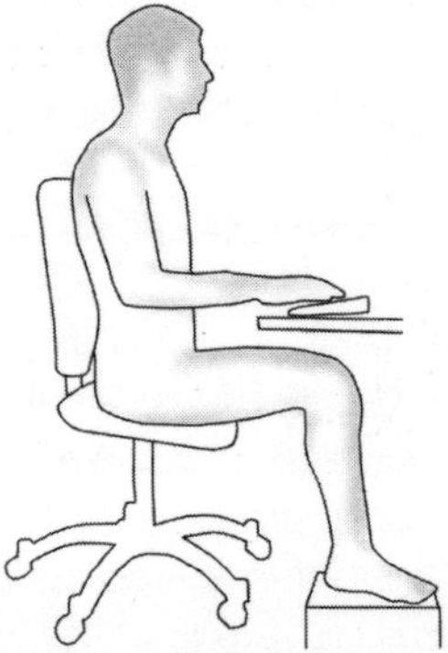

3. Benutzen Sie einen Stuhl mit Armlehne zum Abstützen.

4. Sitzen Sie dynamisch.

Wechseln Sie öfter die Sitzhaltung und stehen Sie zwischendurch auf, bewegen, räkeln und strecken Sie sich, schlenkern Sie die Arme aus und machen Sie leichte Gymnastik.

5. Stehen Sie rückengerecht auf.

Wenn Sie aufstehen, drücken Sie sich mit den Armen hoch. Besonders wenn die Bandscheiben bereits geschädigt sind, ist es wichtig, sich kurz vollständig auf die Arme zu stützen. Beugen Sie dann die Knie, strecken Sie das Gesäß ein wenig nach hinten und verlagern Sie Ihr Gewicht nach vorn. Nun aus den Knien heraus mit geradem Rücken aufstehen. Beim Hinsetzen stützen Sie sich in gleicher Weise ab. Wenn Sie auf dem Boden sitzen, ziehen Sie die Knie etwas an und stützen Ihre Hände ab, dadurch wird der Rücken entlastet.

Eine gute Entspannungsmölichkeit bieten marktübliche rückengerecht geformte Entspannungsstühle. Grundsätzlich sollten Sitz- und Schlafmöbel nicht zu weich sein, Sitzmöbel eine rückengerecht geformte Lehne haben (Abb.7).

Abb.7

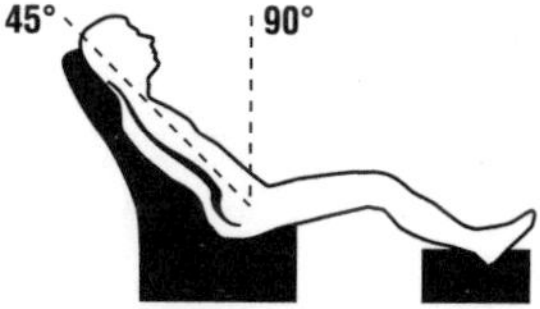

Entlastende Sitzhaltung

Die Rückenlehne ist in einem Winkel von etwa 45° nach hinten gestellt. Die Füße sind hochgelegt und abgestützt.

4. Sich regen bringt Segen

Ohne den häufigen Wechsel von Ruhe und Bewegung, durch mangelnde Muskelbetätigung also, wird die Versorgung bestimmter Körperregionen und das Ausscheiden von Schlackenstoffen behindert. Einer der wichtigsten Aspekte für einen gesunden Rücken ist daher, dass Sie in Bewegung bleiben. Auf Dauer kommt es sonst zu einem Abbau der wirbelsäulenstützenden Rückenmuskulatur, von Muskel-, aber auch von Knochenmasse. Auch unsere Bandscheiben brauchen den ständigen Wechsel zwischen Be- und Entlastung. Abbildung 8 zeigt, ab wann und in welchem Grad die Wirbelsäule belastet wird. Bei Belastung kommt es zur Flüssigkeitsabgabe aus den Bandscheiben. Werden die Bandscheiben entlastet, nehmen sie wieder Flüssigkeit auf.

Abb.8

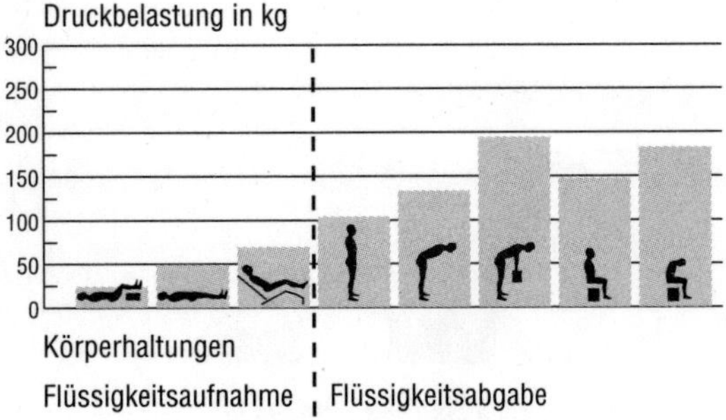

Druckbelastung und Flüssigkeitshaushalt der Bandscheiben in verschiedenen Körperhaltungen

Durch den Wechsel von Ruhe und Bewegung tragen wir aktiv zum Wohlbefinden unserer Wirbelsäule bei und beugen einer vorzeitigen Alterung vor: Führen Sie daher morgens vor dem Frühstück, zwischendurch im Büro und wenn möglich auch abends leichte Gymnastik durch. Dazu noch individuell für Sie geeignete sportliche Aktivität, das hält unseren Körper fit und die Wirbelsäule geschmeidig. Dabei ist sanfte Bewegung wichtiger, als unbedingt richtig Sport zu treiben. Gehen und Wandern, ausgleichende Übungen im Tagesablauf, sind ein möglicher Anfang, um wieder mehr Körpergefühl zu entwickeln. Aber auch Tanzen, Yoga, Feldenkrais, Tai-Chi sind gute Möglichkeiten. Suchen Sie sich etwas aus, das Ihnen Spaß bringt. Besonders rückenfreundliche Sportarten sind:

Kraul- und Rückenschwimmen: Hier wird der ganze Rücken gestreckt und abwechselnd be- und entlastet. Wenn Sie Brustschwimmen, führen Sie am besten seitliche Schwimmbewegungen durch, um die Verstärkung der Hohlkrümmung im Nacken- und Lendenbereich zu vermeiden.

Joggen: Laufen stärkt Herz, Kreislauf und Muskulatur. Achten Sie auf gute, der Jahreszeit und Witterung angepasste Schuhe mit festem Fersenhalt und stoßdämpfender Sohle. Steigern Sie Lauftempo und -zeit ganz allmählich, um Überbelastung zu vermeiden und einen echten Trainingseffekt zu erzielen. Beugen Sie beim Laufen den Oberkörper leicht nach vorne, um nicht ins Hohlkreuz zu fallen. Solange Sie Rückenbeschwerden haben, sollten Sie nicht joggen.

Radfahren: Rückenschonend ist es, den Lenker eines Tourenrades so hoch einzustellen, dass ein Rundrücken vermieden wird. Achten Sie auch auf eine stoßdämpfende Sattelfederung. Beim Fahren mit Rennrädern werden harte Stöße auf den rund gekrümmten Rücken übertragen, zudem muss der Kopf gehoben werden, was zu einer verstärkten Krümmung der Halswirbelsäule führt.
Skilanglauf: Das Gleiten durch den Schnee ist ein hervorragendes Training für die Wirbelsäule, Bein- und Rumpfmuskulatur. Anfänger sollten die richtige Technik in einer Skischule erlernen.

Bevor Sie eine neue Sportart beginnen, lassen Sie sich ärztlich untersuchen und beraten, welches Training für Ihre Wirbelsäule am besten geeignet ist. Vor dem Sport, auch vor Dehnungsübungen sollten Sie sich kurz aufwärmen. Vergessen Sie auch nicht, nach Bewegungsphasen Ruhepausen einzulegen, nur dann haben Sie auch den optimalen Trainingseffekt.

5. Gesund essen, sich gesund bewegen

Unsere Nahrung hat zweifachen Einfluss auf die Wirbelsäule: Erstens bestimmt sie entscheidend die Beschaffenheit von Muskeln und Knochen mit, und zweitens trägt Übergewicht, das naturgemäß von unseren Ernährungsgewohnheiten abhängt, zur Ausbildung von Rückenschmerzen und Wirbelsäulenschäden bei. Zudem führt Übergewicht zu einer »passiven« Haltung mit Hohlkreuz und vorgewölbtem Bauch, die von Muskelverspannungen begleitet wird. Da trotz zahlreicher Literatur, Tipps und Ratschlägen zu unseren Nahrungsgewohnheiten nach wie vor oft sehr ungenügend auf eine ausgewogene Ernährung geachtet wird, an dieser Stelle einige allgemeine Grundregeln:

1. Essen Sie nur so viel, dass Sie Ihr individuelles normales Körpergewicht behalten. Übergewicht trägt stark zum Verschleiß der Wirbelsäule bei.
2. Essen Sie sich nicht randvoll, sondern hören Sie auf, bevor Sie völlig satt sind.
3. Wenn Sie abnehmen wollen, sparen Sie als Grundprinzip vor allem tierische Fette ein.
4. Vermeiden Sie Dickmacher wie Schokolade, Kuchen, Sahne, Zucker, Cola, Chips, Hamburger, sehr fette Speisen und Alkohol in größeren Mengen.
5. Bevorzugen Sie eine ausgewogene abwechslungsreiche Kost mit Ballaststoffen, Mineralien, Spurenelementen und Vitaminen und bevorzugen Sie Obst, Gemüse, Getreide und Milchprodukte. Ersetzen Sie Fleisch öfter durch Sojaprodukte.
6. Trinken Sie täglich mindestens zwei Liter Wasser.
7. Um Osteoporose (Verminderung von Knochensubstanz infolge hormoneller Umstellung) vorzubeugen, sollten Frauen mittleren Alters auf eine ausreichende Calciumversorgung achten (Milch, Milchprodukte, Sojabohnen, Nüsse, Grünkohl, Brokkoli etc.).

6. Die zehn Rückenprinzipien

1. Bewegen Sie sich möglichst viel.
2. Halten Sie den Rücken stets gerade.
3. Gehen Sie beim Bücken in die Hocke.
4. Heben Sie keine schweren Gegenstände.
5. Verteilen Sie Lasten und halten Sie sie dicht am Körper.
6. Sitzen Sie aufrecht und dynamisch und stützen Sie bei längerem Sitzen den Oberkörper ab.
7. Stehen Sie nicht mit durchgedrückten Beinen.
8. Ziehen Sie beim Liegen die Beine an.
9. Wechseln Sie Tätigkeit und Ruhe ab; bei Beschwerden mehrmals täglich die Entspannungslagerung einnehmen.
10. Trainieren Sie täglich Ihre Muskeln.

III.
Ein kräftiger Rücken hat weniger Schmerzen

In diesem Buch finden Sie gymnastische Trainingsprogramme in verschiedenen Schwierigkeitsstufen. Das Spektrum reicht von anspruchsvolleren vorbeugenden und vitalisierenden Dehnungsprogrammen für Rückengesunde (Meridiangymnastik) bis zum gezielten unterstützenden Muskelaufbau bei chronischen Rückenbeschwerden. Wenn Sie keine Beschwerden haben (und hatten), stehen Ihnen alle Programme offen. Wenn Sie bereits unter Bandscheibenbeschwerden leiden, sollten Sie die für Sie geeignete Rücken- und Heilgymnastik mit einer dafür ausgebildeten Fachkraft, etwa einer/einem Krankengymnastin/en einüben und die hier vorgeschlagenen Übungen besprechen. Dann können Sie auch sicher sein, dass Sie das Programm richtig durchführen und den bestmöglichen Nutzen daraus ziehen.
Extremere Dehnungsübungen wie die Meridiangymnastik sind vorbeugend, nicht aber als Heilgymnastik bei Rückenbeschwerden geeignet.

1. Die Muskeln stärken

Besonders bei Belastung gilt, dass sich unser Rücken am wohlsten fühlt, wenn er gerade gehalten wird. Eine gut ausgebildete Rumpf- und besonders Bauchmuskulatur stützt die Wirbelsäule und er-

möglicht es dadurch, dass wir unseren Rücken gerade halten. Rückenbeschwerden wird auf diese Weise vorgebeugt.
Vergleichen Sie unsere Wirbelsäule mit einem Baum, der vorne (Bauchmuskulatur) und hinten (Rückenmuskulatur) durch jeweils zwei Haltedrähte befestigt wird, sodass er auch »bei starkem Wind«, starker Belastung also, stabil bleibt. Unmittelbar stützend wirkt eine kräftige Rückenmuskulatur. Weniger bekannt ist die Bedeutung einer kräftigen Bauchmuskulatur. Wenn sie zu schwach ist, treten an der Wirbelsäule starke Zugkräfte auf, da man sich dann zur Wahrung des Gleichgewichts leicht nach vorne neigen muss. Auf Dauer führt dies aber zu Ermüdung und Schmerzen. Bei vielen Patienten mit chronischen Rückenschmerzen ist die Bauchmuskulatur nur ein Drittel so kräftig wie bei Rückengesunden, manchmal noch weniger. Daher wird in den folgenden Übungsprogrammen neben der Kräftigung der Rückenmuskulatur und der Förderung der Beweglichkeit viel Wert auf ein rückenschonendes Training der Bauchmuskulatur gelegt.

2. So trainieren Sie richtig

Auch auf ein Gymnastik- und Dehnungsprogramm sollten Sie Ihre Muskulatur durch eine kurze Aufwärmphase vorbereiten. Suchen Sie sich dann ein für Sie passendes Programm aus und trainieren Sie täglich 1- bis 2-mal, etwa zehn bis 15 Minuten lang. Führen Sie die einzelnen Übungen je nach Kondition 3- bis 7-mal durch. Lassen Sie sich Zeit dabei und steigern Sie allmählich. Üben Sie ohne Hektik und Eile. Gehen Sie sanft mit Ihrem Körper um, fordern

Sie sich, aber wenden Sie keinerlei Gewalt an und gehen Sie nie über die Schmerzgrenze hinaus. Legen Sie sich für die Übungen eine dicke Wolldecke oder Gummimatte, ein bis zwei feste kleine Kissen und einen Hocker zurecht. Wenn nicht anders angegeben, atmen Sie während der Übungen ruhig und gleichmäßig und entspannen Sie sich dabei.

Dehnen Sie grundsätzlich gleichmäßig, ohne nachzufedern, und verbleiben Sie einige Sekunden in einer leichten Spannung. Wird die Spannung zu groß, etwas nachlassen und versuchen, wieder zu entspannen. Das Spannungsgefühl sollte abklingen, während man die Dehnung hält. Dehnen Sie ein zweites Mal fortschreitender, aber nach dem gleichen Prinzip wie zuvor. Schmerz ist das Anzeichen, dass etwas nicht stimmt. Brechen Sie dann die Übung ab.

Üben Sie beständig, also täglich. Erst beständiges Üben bringt auch den gewünschten Erfolg, beugt vorzeitigem altersbedingten Verschleiß der Wirbelsäule vor und verhütet oder lindert chronische Rückenbeschwerden.

3. Fünf Minuten aufwärmen

Vor jeder Gymnastik, vor Dehnungsübungen und besonders vor sportlichen Betätigungen, sollten Sie mit einem kurzen Aufwärmprogramm dafür sorgen, dass die Muskulatur durchblutet und der Stoffwechsel angeregt wird. Vor anspruchsvollerem Sport sollten auch Bänder und Sehnen durch Dehnübungen vorbereitet werden, sodass Sie Ihr Training auch wirklich rückenschonend betreiben können.

1. Stehen Sie aufrecht und strecken und räkeln Sie sich mit den Armen ausgiebig nach oben, als wollten Sie sich größer machen.
2. Rollen Sie 20-mal von den Zehenspitzen auf die Fersen und wieder zurück. Die Arme schwingen nach vorn, wenn Sie sich auf die Zehen stellen, nach hinten, wenn Sie das Gewicht auf die Fersen verlagern.
3. Schwingen Sie 20-mal die Arme im Wechsel nach vorn und nach hinten und federn Sie dabei immer weich in den Knien mit.
4. Heben Sie 20-mal abwechselnd die Knie auf Hüfthöhe, strecken Sie den Arm derselben Seite nach oben, die Hand des anderen Armes legen Sie gleichzeitig auf das erhobene Knie.
5. Laufen Sie etwa zwei Minuten lang weich und locker auf der Stelle, langsam beginnen und ganz allmählich schneller werden.
6. Schütteln Sie zum Schluss Arme und Beine aus.

4. Für den Anfang etwas leichter: Übungsprogramm I

Kombinieren Sie das Übungsprogramm I mit den im Anschluss erläuterten isometrischen Übungen für einen gelenkschonenden Muskelaufbau. Die Übungen sind in Gruppen zusammengefasst, sodass Sie, wenn Ihr Trainingszustand besser wird, auch anspruchsvollere Übungen aus anderen Programmen integrieren und sich auf diese Weise Ihr individuelles Programm zusammenstellen können.

Zur Einstimmung

• Die Beine stehen schulterbreit auseinander, die Füße weisen leicht nach außen, die Knie sind nicht durchgedrückt. Nun beim Einatmen den rechten Arm nach oben strecken und den linken nach unten drücken. Zwei bis drei Sekunden die Luft anhalten, dann die Arme wechseln. Beim Wechseln ausatmen. Achten Sie auf fließende, langsame Bewegungen. Das entgegengesetzte Ausstrecken und Dehnen lockert die Schulterpartie und hat auch einen guten Effekt auf die Verdauung und die Milz.

Lockerung von Nacken und Schultermuskulatur

• Sitzen oder stehen und den Kopf langsam 5-mal nach vorn und hinten beugen, dann sanft nach links und rechts drehen und nach links und rechts neigen. Anschließend schulterbreit stehen, die Arme hängen locker herab. Nun die gestreckten Arme 10-mal nach vorne kreisen lassen, die Kreise dabei immer größer werden lassen, dann dasselbe nach hinten.

• Mit geradem Rücken sitzen oder stehen und die Daumenspitzen an die Achselhöhle legen. Die Arme dabei angewinkelt zur Seite halten und mit den Ellbogen möglichst große Kreise beschreiben. Je 10-mal vorwärts und rückwärts. Zum Abschluss die Arme fallen lassen und ausschlenkern.

Lockerung der Rückenmuskulatur im Sitzen

• Setzen Sie sich auf einen Hocker, Knie und Hüften befinden sich im rechten Winkel. Nun nach unten blicken und dabei im Sitzen den Rücken rund machen und die Arme hängen lassen (Abb.9). Wieder aufrichten, 10-mal durchführen.

Abb.9

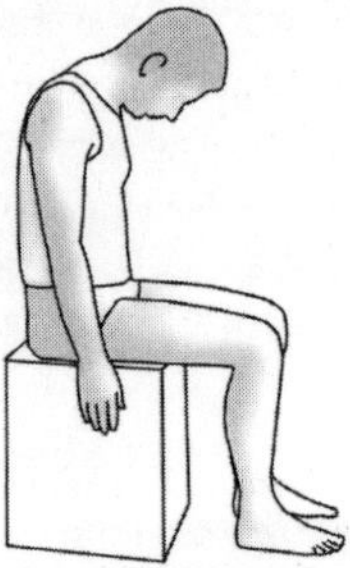

Abb.10

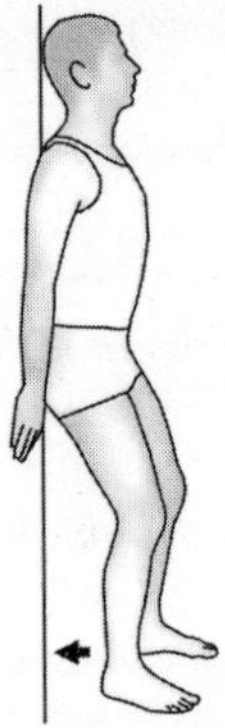

Für eine gerade Körperhaltung

- Mit geradem Rücken und Kopf auf einem Hocker sitzen und Bauch- und Gesäßmuskulatur anspannen. Gleichzeitig den Druck der Füße am Boden spüren. 3-mal sieben Sekunden die Spannung halten.
- Im Stehen mit leicht gespreizten Beinen die Hände mit nach vorn gerichteten Fingerspitzen auf den Kopf legen. Die Schultern nach unten und die Ellbogen auseinander ziehen. Die Knie etwas beugen und Bauch- und Gesäßmuskeln anspannen. Gegen den leichten Druck der Hände den Kopf weiter nach oben schieben, sodass sich der Rücken aufrichtet. 3-mal sieben Sekunden durchführen.
- Rücken und Schultern an eine Wand drücken, die Füße sind etwa 30 Zentimeter entfernt davon, die Knie leicht gebeugt. Die Muskulatur anspannen und die Füße zentimeterweise bis zur Wand zurücknehmen und gleichzeitig den durchgestreckten Körper an der Wand hinaufschieben (Abb.10). 3- bis 5-mal durchführen.

• Den Rücken spüren: In Rückenlage die Beine aufstellen, bis die Kniegelenke einen Winkel von 90° bilden und die Lendenwirbelsäule flach auf dem Boden liegt. Die Füße stehen ebenfalls flach auf dem Boden, die Arme befinden sich seitlich neben dem Körper. Langsam und bewusst atmen, dabei während der Ausatmung die Lendenwirbelsäule mehr und mehr auf den Boden drücken. Die Rückenentspannung wahrnehmen.

Bauchmuskelübungen

Ergänzen Sie diese mit fortschreitender Übungsdauer durch Übungen aus dem Programm II.

• In der zuvor beschriebenen Rückenlage die Hände bis auf Kniehöhe anheben und Becken und Wirbelsäule auf den Boden drücken. Nun während des Ausatmens langsam Kopf und Schultern hochrollen, bis die Schultern sich etwas vom Boden abheben (Abb.11). Die Spannung sieben Sekunden halten und einatmend langsam wieder zurückrollen, die Arme ablegen, zum Schluss den Kopf und entspannen. 3- bis 5-mal durchführen. Wenn Sie nur die Fersen aufsetzen, ist diese Übung noch rückenschonender.

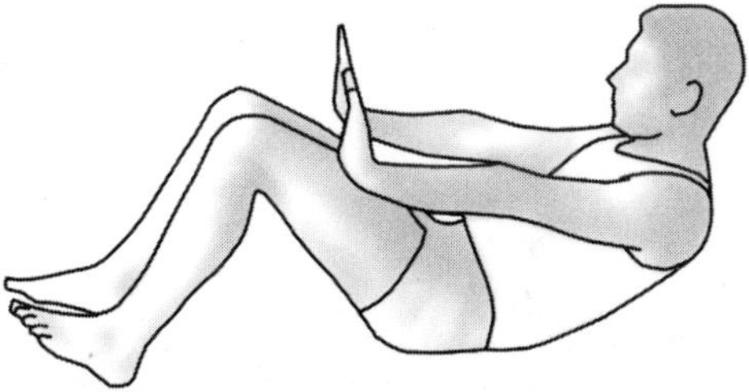

Abb.11

Abb.12

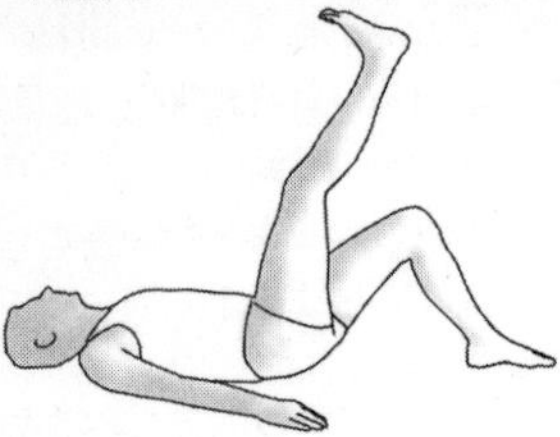

• In der gleichen Lage wie zuvor ein Bein anwinkeln und so weit vom Boden anheben, bis der Oberschenkel im rechten Winkel zum Boden steht. Das Bein nach oben strecken, ohne das Knie ganz durchzudrücken und mit dem angehobenen Bein Rad fahren. Dabei die Ferse in Richtung Zimmerdecke drücken (Abb.12). Der Rücken bleibt entspannt auf dem Boden. Danach mit dem anderen Bein üben. 3-mal durchführen. Bekommen Sie Schmerzen, die Übung sofort aussetzen.

• Anschließend einatmend beide Beine in den rechten Winkel heben, die Knie ein wenig zum Bauch ziehen (Abb.13), sieben Sekunden halten und ausatmend erst das eine, dann das andere Bein absetzen. 3-mal durchführen.

• Sanfte muskelfördernde Übung: Die Hände hinter den Kopf legen, beide Knie zur Brust ziehen und die Fersen direkt vor dem Ge-

Abb.13

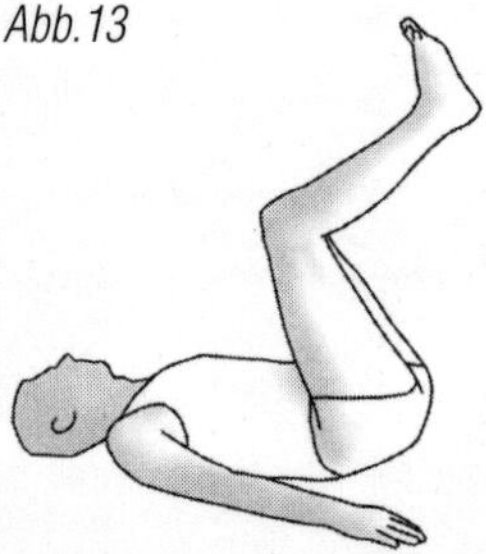

Abb.14

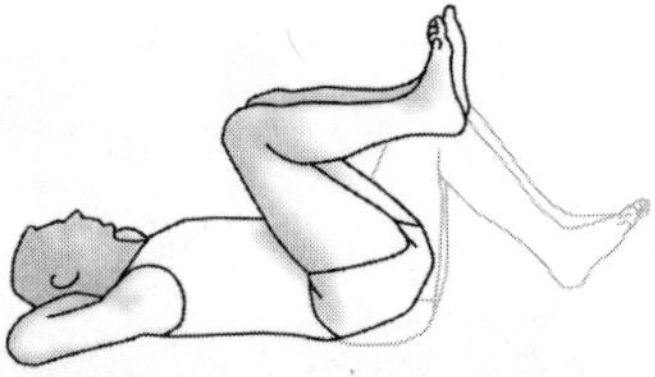

säß absetzen. Nun die Fersen immer weiter nach vorne schieben, ohne dass sich der Rücken vom Boden abhebt (Abb.14). 3-mal durchführen.

Dehnung und Lockerung der Rückenmuskulatur im Liegen

• In Rückenlage mit gebeugten Knien und auf den Boden gestellten Füßen, die Knie zuerst einzeln, dann zusammen bis zur Brust ziehen. Der Rücken bleibt dabei flach auf dem Boden liegen. Sieben Sekunden lang die Knie angezogen lassen, dann wieder in die Ausgangsstellung zurückkehren (Abb.15). 3- bis 5-mal durchführen.

• In Rückenlage mit aufgestellten Beinen zunächst beide Knie anziehen, dann sanft die Knie nach links und gleichzeitig den Kopf nach rechts wenden (Abb.16). Anschließend umgekehrt. 3- bis 5-mal durchführen.

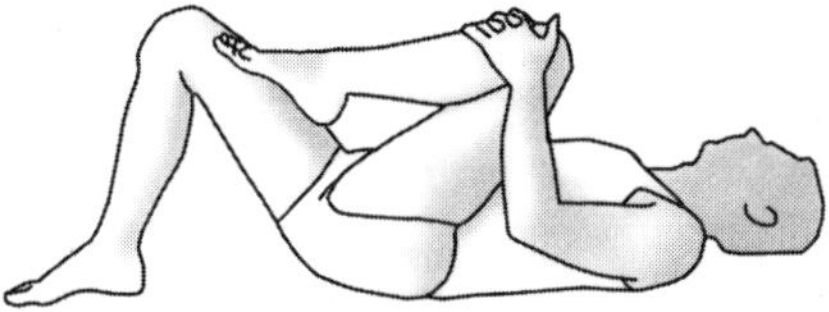

Abb.15

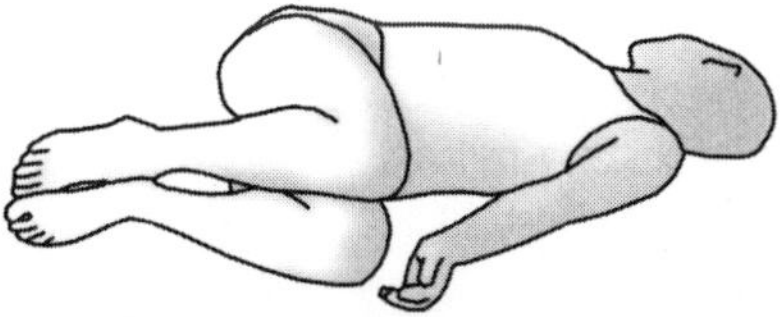

Abb.16

Kräftigung der Rückenmuskulatur

• Im Vierfüßlerstand gleichzeitig den Arm der einen und das Bein der anderen Seite ein wenig hochheben. Nach unten auf den Boden schauen und den Nacken in einer Linie mit dem Rücken halten. Nun den Arm nach vorn und das Bein nach hinten strecken, als wollten Sie damit vorn und hinten etwas wegdrücken. Den Rücken dabei nicht durchhängen lassen (Abb.17). Anschließend umgekehrt durchführen, insgesamt 3-mal und je sieben Sekunden die Spannung halten.

Abb.17

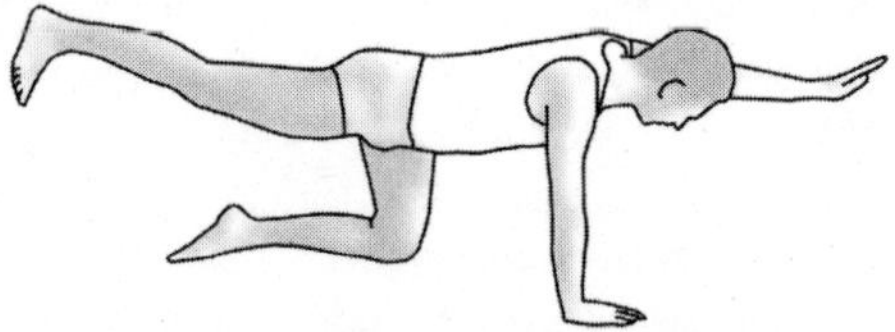

• Im Kniestand die Oberschenkel und das Gesäß etwas zurücksinken lassen. Jetzt das Gesäß nach hinten schieben ohne ins Hohlkreuz zu fallen und sich langsam mit der Kraft der Oberschenkel aufrichten. Dann die Arme angewinkelt nach oben heben und die Schulterblätter nach hinten und unten zusammen ziehen. Die Hände dabei öffnen und die Finger spreizen (Abb.18). Sieben Sekunden lang die Spannung halten, dann langsam wieder zurückkehren. 3- bis 5-mal durchführen.

Abb.18

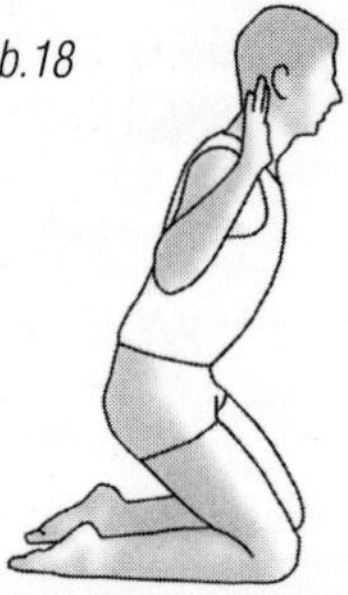

5. Isometrische Spannungsübungen

Bei isometrischen Anspannungen antwortet man auf einen Druck mit einer gleich großen Gegenkraft, sodass es zu keiner Bewegung kommt. Für einen spürbaren Trainingseffekt müssen die Übungen täglich 1- bis 2-mal durchgeführt werden.

Ausgangsstellung

Setzen Sie sich auf einen Hocker, die Beine im rechten Winkel, die Füße stehen fest auf dem Boden. Spannen Sie die Bauch- und Gesäßmuskeln leicht an, um ein Hohlkreuz zu vermeiden und halten Sie den Rücken entspannt und lang. Die Nase zeigt gerade nach vorn. Pressen und verkrampfen Sie nicht während der Anspannung, sondern üben Sie nur leichten Druck aus. Entspannen Sie sich mindestens genauso lang wie Sie die Spannung halten. Lassen Sie nach sieben Sekunden mit der Ausatmung bewusst locker und wiederholen Sie die Übung 2- bis 5-mal, je nach Trainingszustand, aber überanstrengen Sie sich nicht.

Hals- und Nackenmuskeln kräftigen

- Die Hände in der Hinterkopfwölbung verschränken und sieben Sekunden lang etwas Druck nach vorne geben, der mit dem Kopf mit gleicher Kraft nach hinten erwidert wird. Anschließend entspannen.
- Nun die Hände an die Stirn legen und sieben Sekunden lang gleich starken Druck mit der Stirn nach vorn und den Händen nach hinten ausüben, sodass in der Nackenmuskulatur Spannung entsteht, entspannen.

• Mit der rechten Hand den Hockerrand fassen, Kopf und Rücken bleiben gerade. Der Kopf bleibt gerade. Nun mit der linken Hand sieben Sekunden lang Druck oberhalb des linken Ohres ausüben, den der Kopf erwidert. Spüren Sie, wie sich Hals- und Schultermuskeln der Gegenseite leicht anspannen, ohne dass Sie sich bewegen. Entspannen und dasselbe umgekehrt.
• Anschließend mit der linken Hand sieben Sekunden lang Druck gegen die linke Wange ausüben, die rechte Hand drückt gleichzeitig gegen die rechte Hinterkopfpartie, entspannen. Vermieden werden soll eine Drehung des Kopfes nach links. Dasselbe umgekehrt.
• Jetzt die Hände auf den Kopf legen und die Ellbogen weit auseinander ziehen. Gegen leichten Druck der Hände auf den Kopf die Wirbelsäule vom Becken her strecken. Die Füße drücken gleichzeitig gegen den Boden. Kein Hohlkreuz machen und nicht die Schultern hochziehen. Der Kopf bleibt gerade.
• Zum Abschluss 5-mal langsam mit dem Kopf nach rechts, dann nach links und mit den Schultern 8-mal vorwärts und rückwärts kreisen.

Rückenmuskeln kräftigen

- Im Liegen, sitzen oder stehen die Handflächen aneinanderlegen, die Ellbogen waagrecht halten und sieben Sekunden lang die Handflächen fest vor der Brust gegeneinander drücken, dann locker lassen.
- Im Stehen die Hände von hinten gegen die Hüften stemmen und den Oberkörper zurückbeugen. Die Rückenmuskulatur sieben Sekunden lang anspannen, dann wieder locker lassen (Abb.19).
- Sich im Stehen mit leicht gespreizten Beinen so weit nach vorne beugen, dass die Hände bis zu den Knieseiten gelangen. Sieben Sekunden lang die Knie nach außen und die Hände nach innen drücken (Abb.20).

Abb.19

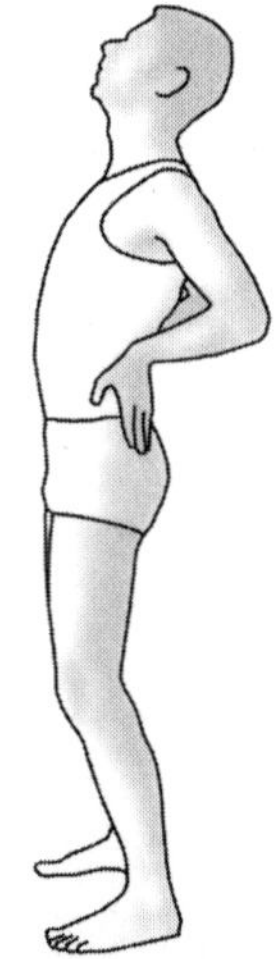

Abb.20

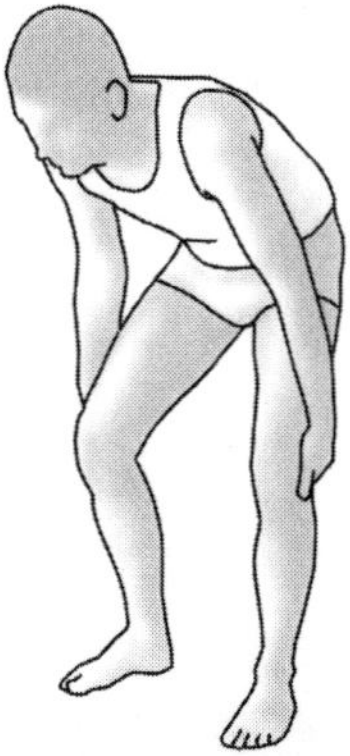

Abb.21

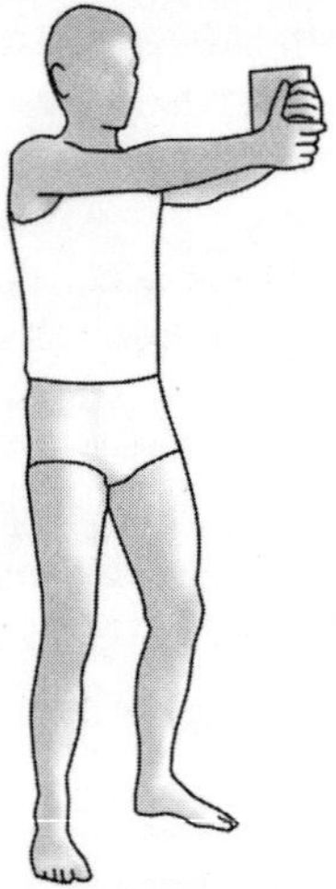

Abb.22

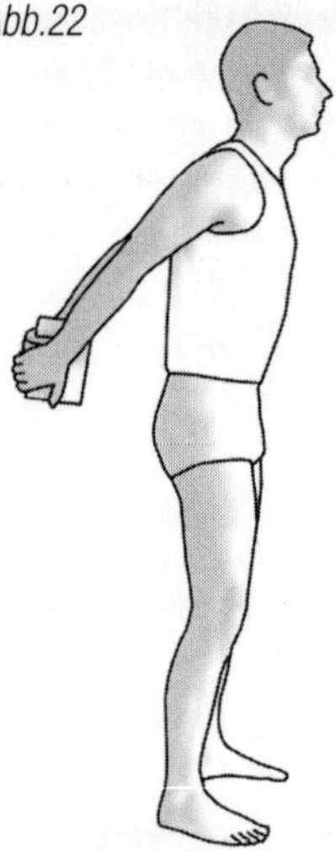

• Eine Flasche oder ein Buch fest mit beiden Händen umfassen. Den Gegenstand in Schulterhöhe halten und mit ausgestreckten Armen sieben Sekunden lang zusammendrücken, entspannen (Abb.21).

• Zuletzt im Stehen ein Buch nehmen, beide Arme nach hinten strecken und das Buch beidhändig greifen. Die gestreckten Arme so hoch wie möglich heben und die Spannung einige Sekunden halten, dann entspannen und die Übung einige Male wiederholen (Abb.22).

Muskeln lockern

Wenn Sie bemerken, dass Sie sich zu sehr verkrampfen, können Sie diese Übungen auch zwischendurch ausführen.

Abb.23

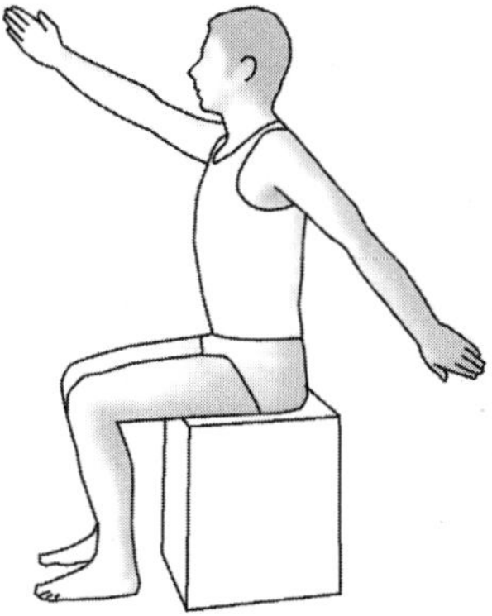

• Setzen Sie sich zunächst mit geradem Rücken auf einen Hocker, nun die Schultern kräftig hoch zu den Ohren ziehen, wieder lockern und schwer fallen lassen, 3- bis 5-mal.

• Jetzt die Schultern vorziehen, dabei die Daumen nach innen drehen, dann die Schultern nach hinten ziehen und die Daumen zugleich nach außen drehen, 3- bis 5-mal.

• Anschließend die Arme je 10-mal vor- und rückwärts schwingen, dann seitlich hochnehmen und wieder fallen lassen (Abb.23).

• Mit beiden gestreckten Armen 10-mal nach vorne, im Anschluss daran nach hinten kreisen, entweder gleichzeitig oder rechts und links abwechselnd.

• Abschließend im Stehen je 10-mal mit dem Becken, dann mit den Knien (Beine zusammen, die Knie gebeugt), dann mit den Füßen (jeweils ein Bein anheben) zuerst nach rechts, dann nach links kreisen. Zuletzt die Beine ausschlenkern.

6. Ergänzend und weiterführend: Übungsprogramm II

Lockerung der Nacken- und Rückenmuskeln

Abb.24

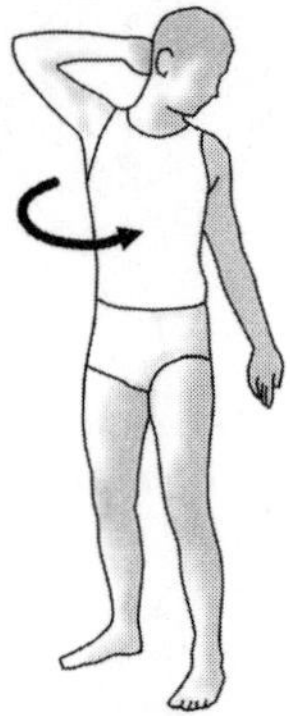

Abb.25

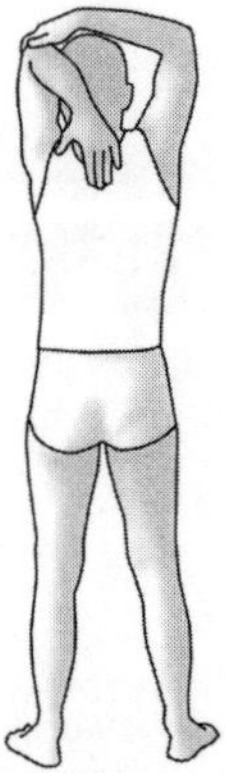

• Mit schulterbreit gespreizten Beinen stehen. Dann den Hinterkopf mit der rechten Hand umfassen, den linken Arm nach links baumeln lassen und Oberkörper und Kopf nach links drehen, bis man die Fersen sieht (Abb.24). Dabei ausatmen. Nun Einatmen und zur Ausgangsposition zurückkehren. 10- bis 20-mal durchführen.

• Mit geradem Rücken stehen, den linken Arm anwinkeln und mit der Handfläche hinten die obere Brustwirbelsäule berühren. Den rechten Arm über dem Kopf anwinkeln und mit der Hand sanft gegen den linken Ellenbogen nach unten drücken, sodass die Hand den Rücken hinunter gleitet (Abb.25). Die Spannung sieben Sekunden halten, dann entspannen. Abwechselnd jede Seite 3-mal.

• Nun sich mit geradem Rücken auf einen Hocker setzen, die Knie sind hüftbreit auseinander, die Arme hängen entspannt herab. Den Oberkörper aufrichten, indem Sie das Brustbein etwas nach vorn und oben schieben. Dann die Hände mit angewinkelten Ellbogen bis auf Schulterhöhe heben, die Ellbogen ein wenig nach hinten unten ziehen und die Schulterblätter etwas zusammendrücken (Abb.26). Sieben Sekunden lang halten. Beim Entspannen die Arme nach unten sinken lassen. Bleiben Sie in der Entspannung aufrecht sitzen, fallen Sie nicht ins Hohlkreuz. 3- bis 5-mal durchführen.

Abb.26

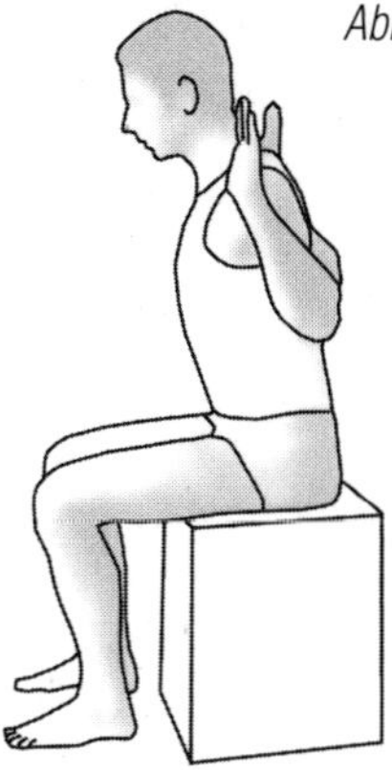

Abb.27

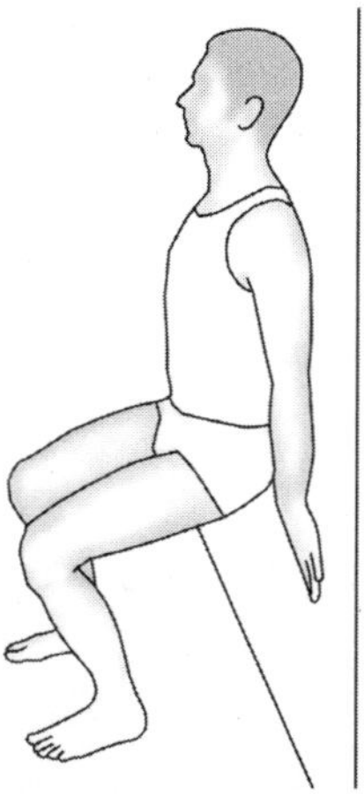

Rückenentspannung und Oberschenkeltraining

• Sich mit dem Rücken gegen eine Wand oder einen breiten Türrahmen lehnen, den Rücken an die Wand drücken und die Arme entweder hängen lassen oder seitlich flach auf die Wand legen.

Die Füße stehen etwa 30 Zentimeter von der Wand entfernt fest auf dem Boden. Jetzt an der Wand entlang nach unten langsam in die Kniebeuge gleiten, bis die Oberschenkel fast waagrecht stehen und sich dann wieder langsam hochschieben (Abb.27). Der Rücken soll an der Wand bleiben und die Kraft aus den Oberschenkeln kommen. Gehen Sie anfangs nicht zu tief in die Kniebeuge. 5-mal durchführen.

Kräftigung der Bauchmuskeln

• Beginnen Sie mit der ersten Bauchmuskelübung aus dem Übungsprogramm I. Dann aus der gleichen Lage wie zuvor die Beine so anheben, dass die Unterschenkel parallel zum Boden sind. Jetzt den Oberkörper mit nach vorne, parallel zum Boden gestreckten Armen, ganz allmählich soweit abheben, dass das Becken gerade noch Bodenkontakt hat (Abb.28). Dabei langsam ausatmen, dann fünf bis sieben Sekunden halten und allmählich einatmend zurückrollen. 3- bis 5-mal durchführen.

• In Rückenlage den Hüft- und Kniewinkel wie zuvor bei ca. 90° fixieren. Mit dem Ausatmen das Becken anheben (Abb.29), fünf bis sieben Sekunden halten und langsam wieder absenken. 3- bis 5-mal durchführen. Die Übung kräftigt auch die Rückenmuskulatur.

Abb.28

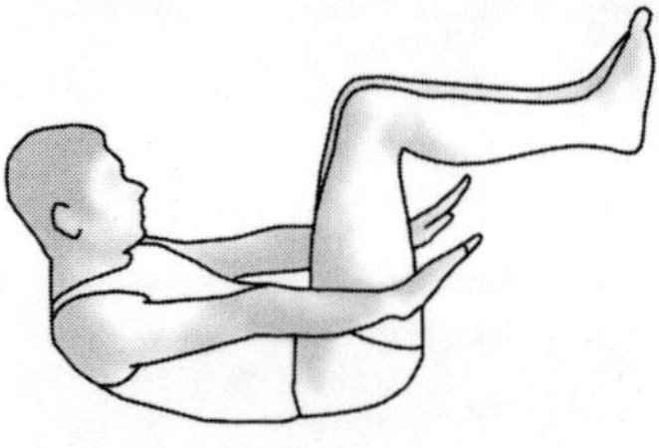

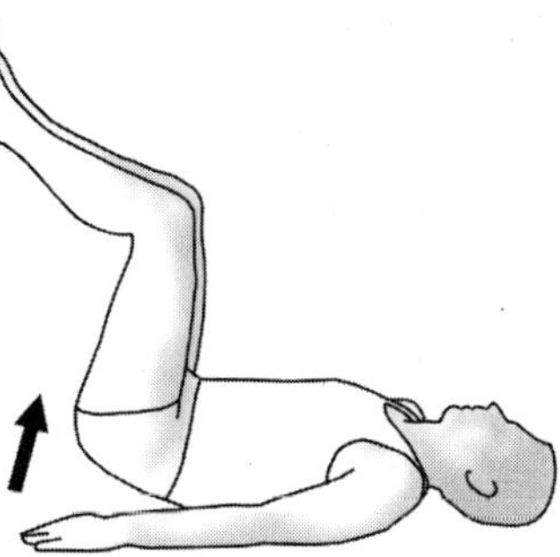

Abb.29

• Die schrägen Bauchmuskeln haben eine große Bedeutung zur Stabilisierung des Rumpfes. Sie werden durch Rotationsübungen gekräftigt: Führen Sie in Rückenlage mit aufgestellten Fersen die Arme abwechselnd nach rechts und nach links, wobei Sie beide Schultern möglichst von der Unterlage abheben sollten (Abb.30). Fünf bis sieben Sekunden lang halten, 3- bis 5-mal durchführen.

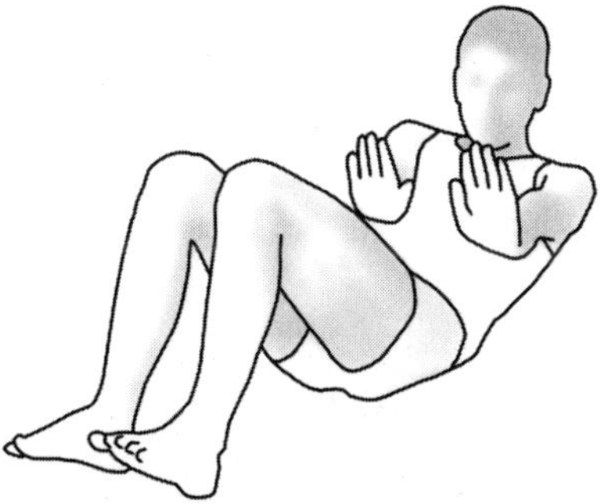

Abb.30

Seitdehnung und Lockerung der Wirbelsäule

Abb.31

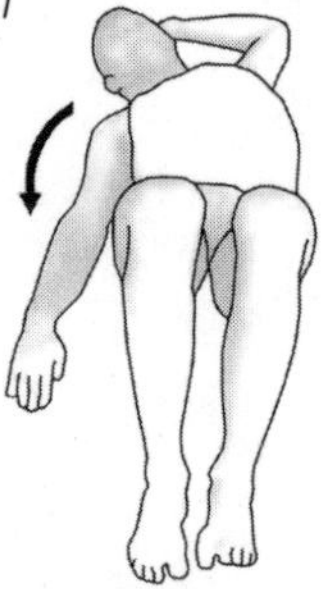

- Bleiben Sie in Rückenlage mit gebeugten Knien und aufgesetzten Fersen. Mit der rechten Hand auf der Unterlage in Richtung rechtes Knie gleiten, anschließend umgekehrt (Abb.31). 5-mal nach jeder Seite.
- Jetzt die Halswirbelsäule strecken und mit beiden Händen die Knie Richtung Brust ziehen und fünf bis sieben Sekunden lang halten (Abb.32). 3- bis 5-mal durchführen.
- Auf dem Boden mit angezogenen Knien sitzen und die Hände hinten aufstützen. Nun den Rücken sieben Sekunden lang strecken (Abb.33), dann entspannen. 3-mal durchführen.

Abb.32

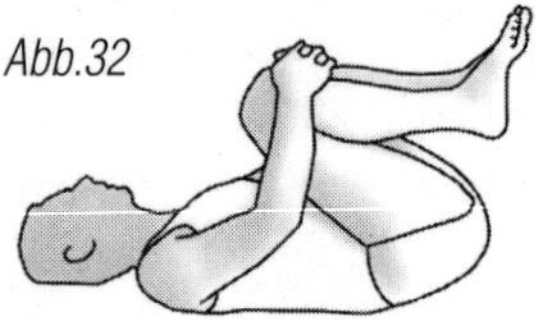

Abb.33

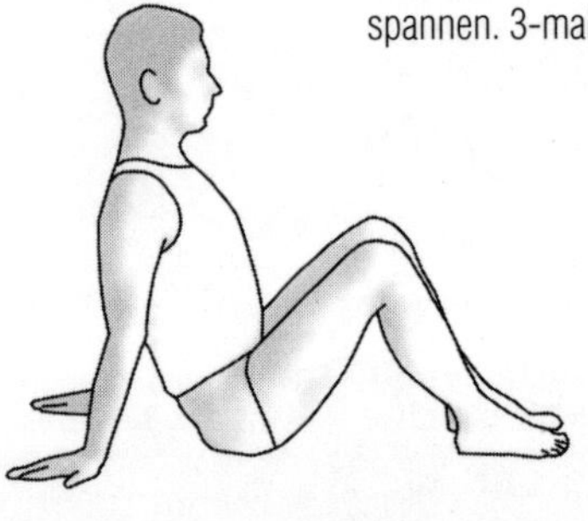

Dehnung der Oberschenkel- und Wadenmuskeln

• Stellen Sie sich etwa 30 Zentimeter vor eine Wand und stützen Sie sich mit einer Hand ab. Darauf achten, dass der Rücken gerade bleibt und kein Hohlkreuz entsteht. Jetzt ein Bein etwa eine gute Schrittlänge dahinter mit der Fußspitze aufsetzen. Dann die Ferse langsam auf den Boden senken, sodass in der hinteren Oberschenkelmuskulatur, der Kniekehle und Wade eine Dehnungsspannung entsteht. Anschließend das andere Bein dehnen. 3-mal durchführen.

Dehnung der Oberschenkelvorderseite und des Hüftbeugemuskels

• Aus der gleichen Anfangsstellung ein Knie beugen und den Fuß hochheben. Mit der Hand die Fußspitze greifen oder ein Handtuch als Schlinge um den Fuß legen (leichter). Nun den Fuß mit der gleichseitigen Hand zu sich und nach oben heranziehen und das Knie zurückdrücken (Abb.34). Sieben Sekunden halten, dann das andere Bein dehnen. 2- bis 3-mal durchführen.

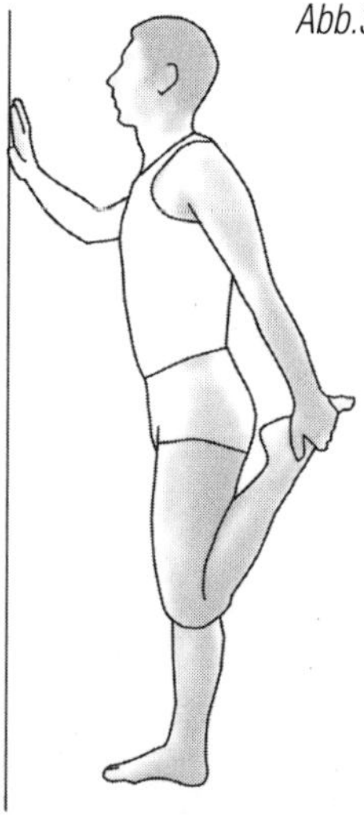

Abb.34

7. Anspruchsvollere Ergänzungen: Übungsprogramm III

Einführende Atemübung

• Um die Tiefenatmung zu fördern und den Brustkorb zu dehnen breiten Sie »die Flügel aus«: Schulterbreit stehen und die Arme mit angewinkelten Ellbogen so vor die Brust halten, dass sich die Fingerspitzen berühren und die Handflächen nach unten zeigen (Abb.35a). Jetzt mit der Einatmung die Arme ganz langsam nach außen und oben ausstrecken und dabei die Fersen so weit als möglich vom Boden heben (Abb.35b). Ausatmend in die Ausgangsposition zurückkehren. 10- bis 20-mal durchführen.

Abb.35a

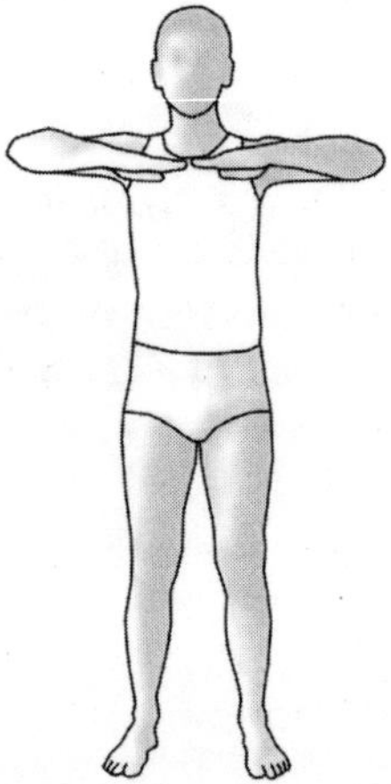

Abb.35b

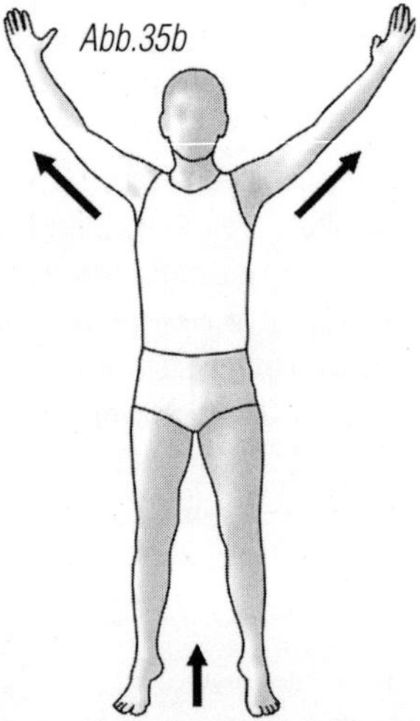

Lockerung der Nacken- und Schultermuskeln

- Die Hände hinter dem Rücken verschränken, die Handflächen weisen dabei nach außen. Nun die Hände so weit als möglich nach hinten ziehen, dabei aber den Oberkörper gerade lassen (Abb.36). 3-mal sieben Sekunden lang halten.
- Anschließend im Stehen die Arme über den Kopf strecken und mit einer Hand das Handgelenk der anderen fassen. Nun die Arme so weit wie möglich mehrmals nach links, nach rechts und nach hinten strecken.

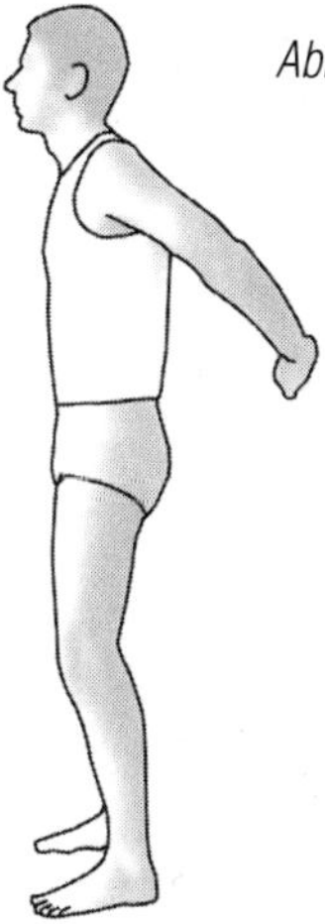

Abb.36

Dehnung von Wirbelsäule und Rückenmuskulatur

- Schulterbreit stehen, die Füße weisen etwas nach außen. Aus der Mitte heraus nach vorne beugen, bis man bestenfalls mit den Händen den Boden berührt und dabei ausatmen. Sich einatmend aufrichten und aus der Taille so weit als möglich nach hinten strecken, 5- bis 10-mal.
- In Rückenlage mit aufgestellten Beinen die Hände in den Nacken legen und das Becken nach oben bewegen, bis das Körpergewicht nur noch auf Füßen und Schultern ruht (Abb.37). Fünf bis sieben Sekunden halten, 3- bis 5-mal durchführen.

Abb.37

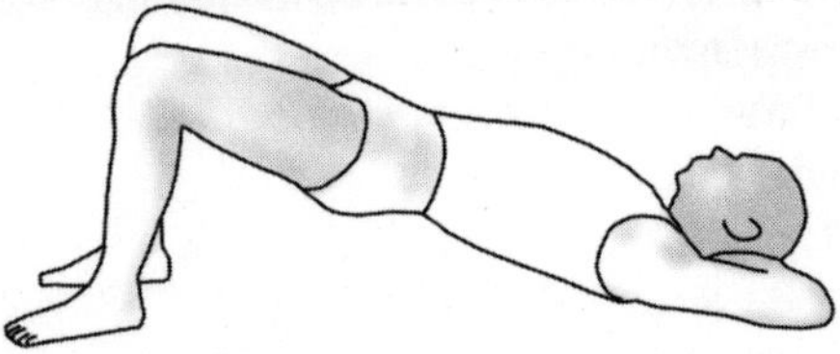

- Dann mit ausgestreckten Beinen sitzen. Ausatmen und den Oberkörper mit geradem Rücken nach vorne beugen, die Hände dabei zu den Zehen hin strecken, fünf bis sieben Sekunden dehnen, dann einatmen und sich aufrichten. 3- bis 5-mal durchführen.

Kräftigung der Rückenmuskulatur

Im Anschluss an die zuvor genannten Dehnungen durchzuführen.

- Legen Sie sich auf den Bauch, die Beine sind nach hinten gesteckt. Nun heben Sie Kopf, Brustkorb, und die gestreckten Beine an. Die Arme mit nach oben gewendeten Handflächen nach hinten strecken (Abb.38). Rücken- und Gesäßmuskulatur sieben Sekunden lang anspannen, dann ablegen und einige Sekunden Pause. Etwa 3- bis 5-mal wiederholen.

Abb.38

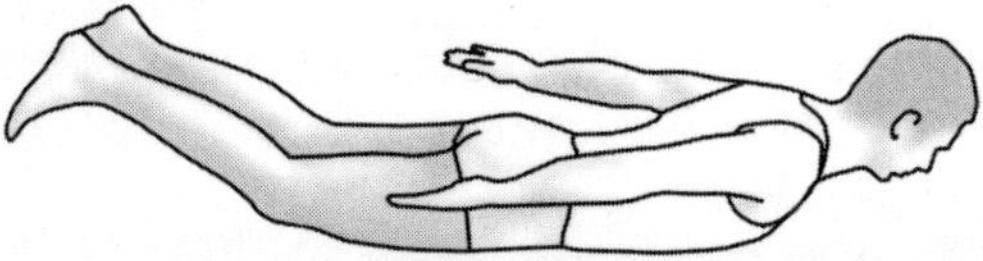

Weitere Dehnungsübungen für Wirbelsäule und Rückenmuskeln

- In Rückenlage die Knie anziehen, die Beine fest umfassen und einige Male möglichst weit vor und zurück wippen.
- Im Vierfüßlerstand mit der Ausatmung einen Katzbuckel machen, mit der Einatmung anschließend das Kreuz durchhängen lassen, 5-mal wechseln.
- Bequem mit gestreckten Beinen sitzen, dann das linke Bein beugen, den Fuß über das rechte Bein heben und dort auf den Boden stellen. Wirbelsäule und Becken aufrichten, den Oberkörper nach links drehen und mit dem rechten Oberarm auf das gebeugte Knie drücken, während die andere Hand sich abstützt (Abb.39). 3-mal durchführen und sieben Sekunden lang halten (Vorsicht, anspruchsvolle Dehnungsübung!).
- Locker stehen und 20-mal abwechselnd das linke und rechte Bein anwinkeln. Ziehen Sie die Knie möglichst bis zur Brust hinauf. Wenn Sie dabei unsicher stehen, lehnen Sie sich mit dem Rücken an eine Wand.

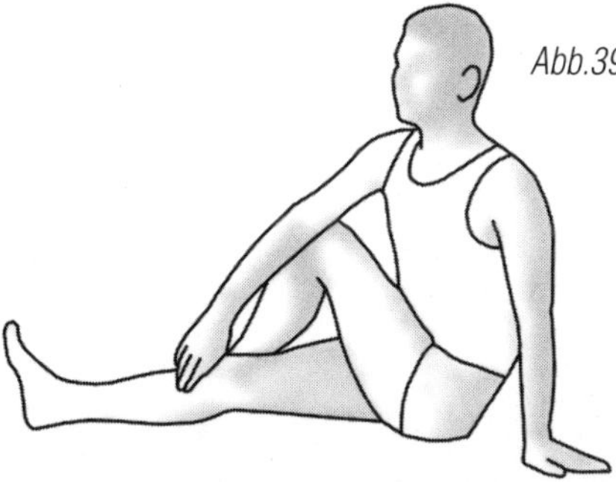

Abb.39

Vitalisierungs- und Haltungsübung

• Mit schulterbreit gespreizten Beinen stehen. Die Arme bilden seitlich vom Körper mit den Ellbogen einen rechten Winkel, die Handflächen weisen nach vorn (Abb.40a). Nun mit dem Ausatmen in die Knie gehen, als ob man auf einem Pferd reitet. Gleichzeitig die Arme nach vorne strecken, als müsste man unter Kraftanwendung ein schweres Gewicht nach vorne schieben (Abb.40b). In die Augsangsposition zurückkehren und dabei ausatmen. 8- bis 10-mal durchführen.

Abb.40a

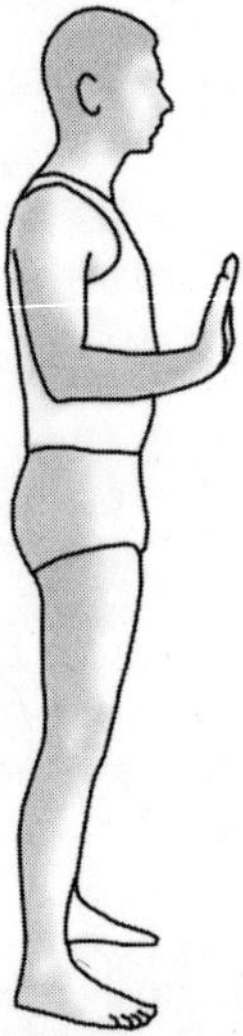

Abb.40b

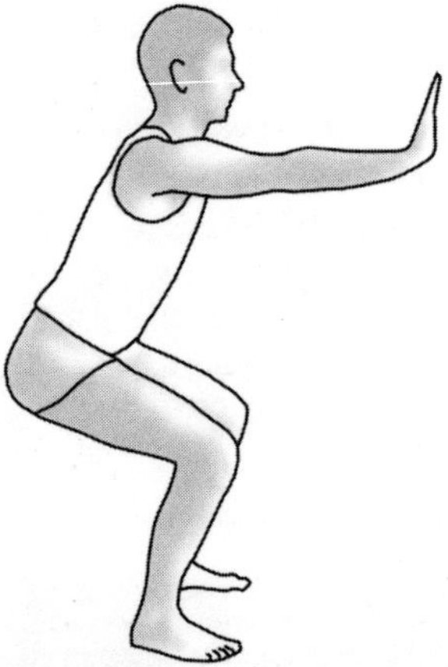

IV.
Das Meridiandehnungsprogramm

Das folgende Trainingsprogramm stimuliert gezielt den Energiefluss unserer Meridiane, der Energieleitbahnen nach der Tradition der alten chinesischen Medizin. Durch sechs Dehnungsübungen werden sämtliche Meridiane unseres Körpers gestreckt, sodass wir uns kräftiger und widerstandsfähiger fühlen. Zudem wird die Geschmeidigkeit von Muskeln und Gelenken gefördert. Wichtig ist, dass Sie regelmäßig üben. Wer unter Rückenschmerzen leidet, sollte dieses Programm nicht einüben.

Führen Sie die Bewegungen gleichmäßig und stetig aus, nicht ruckartig, ohne Verkrampfung. Atmen Sie tief durch, sobald Sie Ihre größtmögliche Dehnung erreicht haben, und entspannen Sie sich dabei. Seien Sie nicht frustriert, wenn Sie die auf den Abbildungen gezeigte Dehnbarkeit nicht erreichen. Steigern Sie ganz allmählich, im Einklang mit Ihrem Körper, ohne jede Gewalt, aber mit sanfter Anstrengung. Wiederholen Sie jede Übung 2- bis 3-mal und führen Sie sie täglich 1- bis 2-mal durch, am besten morgens vor dem Frühstück und abends.

Für die einzelnen Übungen setzen oder legen Sie sich in eine bequeme Position. Atmen Sie ruhig und gleichmäßig durch die Nase ein und aus, bis Sie sich entspannen. Überlassen Sie die Ausatmung ganz dem Rhythmus Ihres Körpers, sodass Sie sich allmählich leichter und freier fühlen. Das Einatmen soll ganz natürlich erfolgen. Nehmen Sie dabei wahr, wie sich Energie an einem Punkt etwa zwei Zentimeter unterhalb des Nabels (= Hara) ansammelt. Lassen Sie dies ganz von selbst geschehen, ohne dass Sie aktiv lenkend eingreifen. Beobachten Sie während des Einatmens, wie sich die Energie allmählich in den Brustkorb, Arme, Kopf und Beine ausbreitet. Lassen Sie Atem- und Energiefluss mit dem Luftholen gleichmäßig an- und abschwellen. Wenden Sie diese Technik an, wenn Sie die folgenden Dehnungsübungen durchführen.

Lungen-Dickdarmmeridian

Die Beine im Stehen etwa schulterbreit auseinander spreizen und die Daumen hinter dem Rücken ineinander haken. Die Finger sind zusammen und gestreckt (Abb.41a). Tief in den oberen Brustkorb einatmen und sich mit dem Ausatmen weit nach vorne und unten beugen, wobei Arme und verschränkte Hände so weit wie möglich über den Kopf nach vorne gestreckt werden. Arme und Beine sind jetzt durchgestreckt (Abb.41b). Atmen Sie fünf bis sieben tiefe und ruhige Atemzüge wie zuvor beschrieben. Beobachten Sie angespannte Zonen in Ihrem Körper und nehmen Sie wahr wie die

Abb.41a

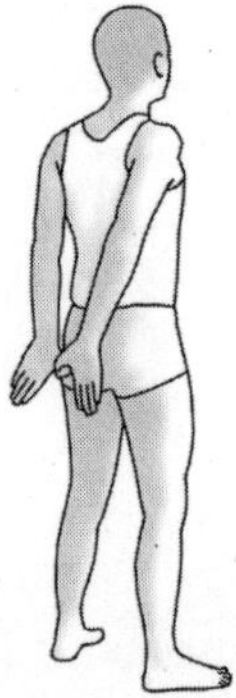

Abb.41b

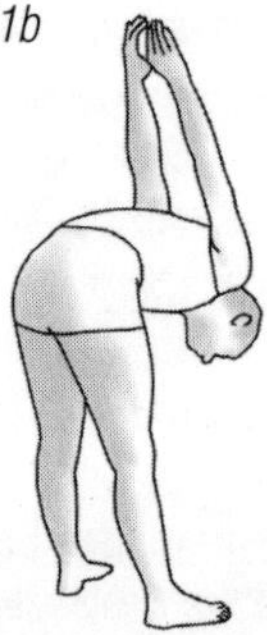

Spannung mit jedem Ausatmen nachlässt. Mit dem letzten Ausatmen richten Sie sich wieder auf, haken die Daumen andersherum ein und führen die Übung noch einmal durch.

Magen-Milzmeridian

Im Fersensitz (Knie faustbreit auseinander) ruhig atmen, sich dann zurücklehnen und auf die Ellbogen stützen. Wenn dies nicht geht, weil der Rücken schmerzt oder die Oberschenkel zu angespannt sind, stützen Sie sich auf die Hände. Nach einigen Wochen werden Sie sicherlich bis zu den Ellbogen gelangen. Wenn Ihnen dies entspannt gelingt, lehnen Sie sich soweit zurück, bis Sie sich auf Ihren Hinterkopf aufstützen (Abb.42a). Ihr Rücken bildet nun eine Brücke. Das Gesäß kann dabei auch zwischen den Fersen sitzen und die Knie dürfen etwas vom Boden abgehoben sein. Achten Sie aber darauf, dass der Rücken nicht schmerzt! Nach einigen weiteren Wochen der Übung versuchen Sie, sich ganz auf den Rücken zu legen. Führen Sie dabei die Arme über den Kopf und verschränken Sie die Finger so, dass die Handrücken vom Kopf weg weisen (Abb.42b). Achten Sie während aller Übungsstufen auf das Zu- und

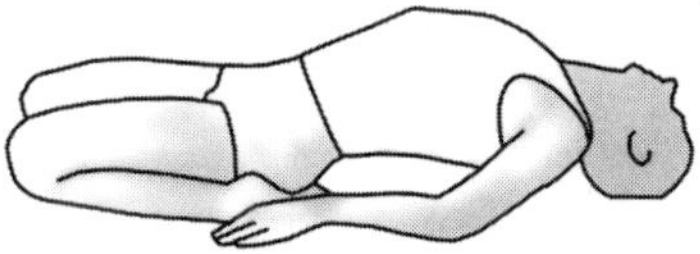

Abb.42a

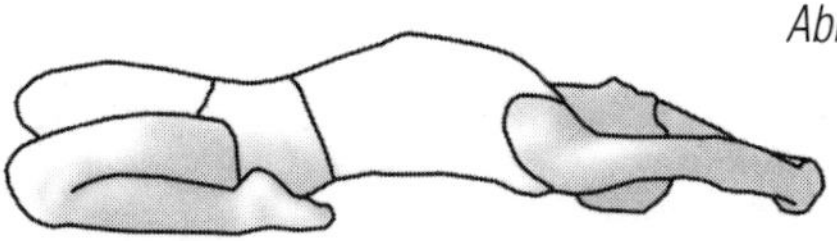

Abb.42b

Abnehmen der Körperspannung mit dem Atmen. Nach etwa fünf bis sieben Atemzügen richten Sie sich mit dem letzten Ausatmen ganz langsam wieder auf.

Herz-Dünndarmmeridian

Legen Sie im Sitzen Ihre Fußsohlen aneinander und lassen Sie die Knie zur Seite fallen (Abb.43a). Mit den Händen die vorderen Füße umgreifen und sich allmählich so weit nach vorne beugen wie es ohne Beschwerden möglich ist. Den Körper dabei leicht in Richtung Fersen ziehen. Der Rücken soll während der Übung möglichst gerade bleiben, der Nacken entspannt. Im Idealfall berühren die Unterarme den Boden und die Stirn die Füße (Abb.43b). Beobachten Sie wieder das allmähliche Nachlassen der Spannung und richten Sie sich mit dem siebten Ausatemzug wieder auf.

Abb.43a

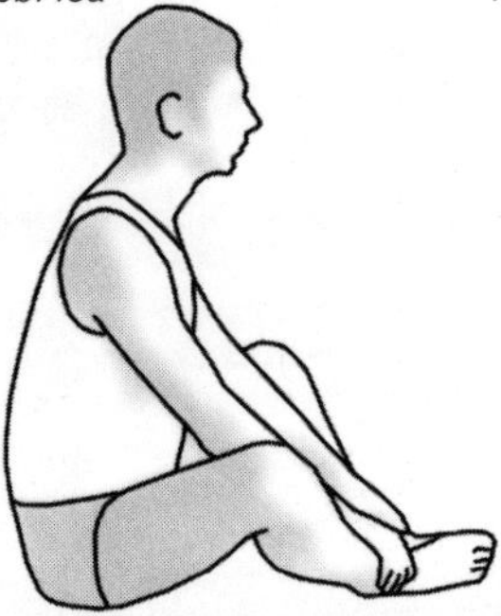

Abb.43b

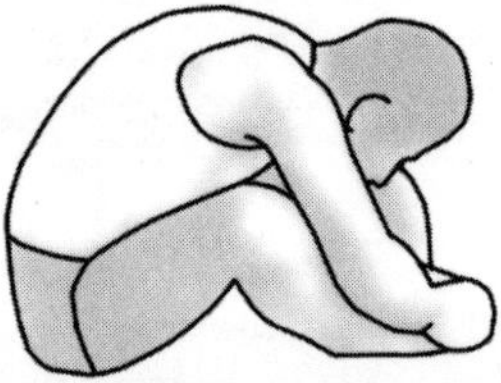

Nieren-Blasenmeridian

Mit ausgestreckten Beinen sitzen, die Fersen sind dicht zusammen, die Zehen weisen nach oben. Nun die Finger mit nach vorne gerichteten Handflächen ineinander verschränken. Den Oberkörper aus der Leiste weit nach vorne beugen, bis (bestenfalls) die verschränkten Hände die Zehen erreichen (Abb.44). Den Kopf dabei Richtung Knie beugen. Achten Sie darauf, dass der Rücken möglichst gerade bleibt, sodass die Vorbeugung aus der Leiste heraus geschieht. Denken Sie daran, nichts zu erzwingen, sodass Sie sich der Atmung überlassen können. Mit dem siebten Atemzug langsam aufrichten.

Abb.44

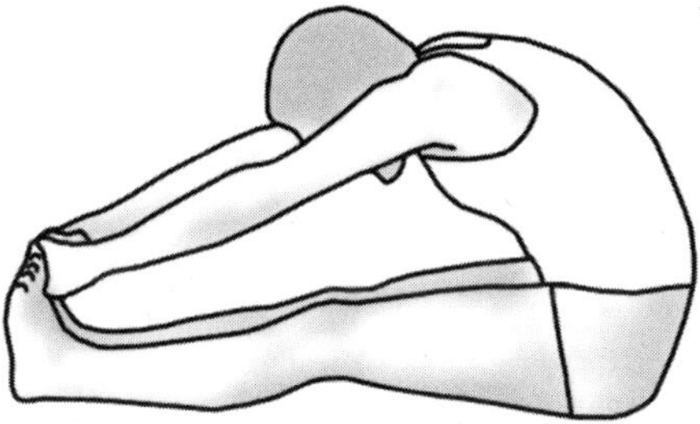

Kreislauf-Dreierwärmermeridian

Im Schneidersitz die rechte Hand auf das linke, die linke auf das rechte Knie legen (Abb.45a). Nun sich langsam vorbeugen, wobei der Rücken rund werden darf. Die Knie mit Händen leicht zueinander ziehen und die Vorbeugung verstärken (Abb.45b). Beobachten Sie, wie sich der Rücken zwischen Ihren Schulterblättern entspannt. Lenken Sie Ihre Aufmerksamkeit auf den Bereich unterhalb des Nabels und beobachten Sie das allmähliche Nachlassen der Körperspannung. Nach fünf bis sieben Atemzügen richten Sie sich wieder auf.

Abb.45a

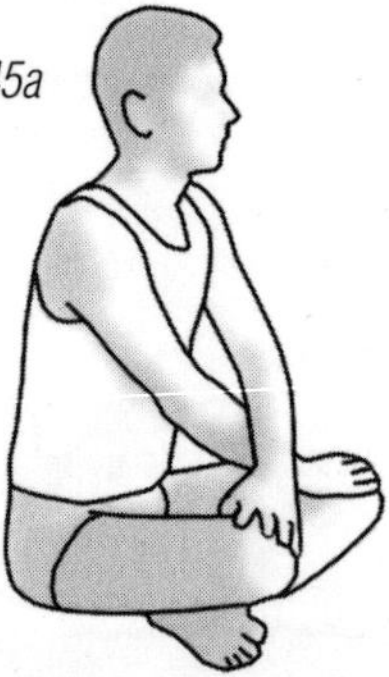

Abb.45b

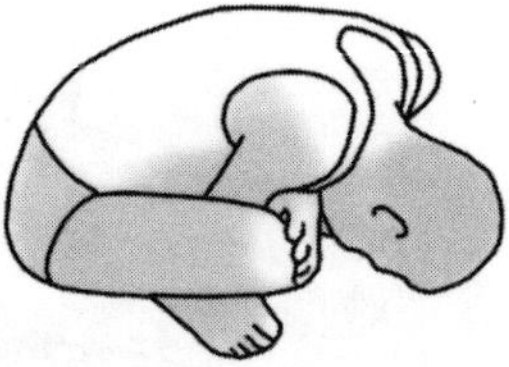

Leber-Gallenblasenmeridian

Im Sitzen die Beine so weit auseinander spreizen, dass die Knie noch gestreckt bleiben. Auch hier gilt: nichts erzwingen. Jetzt die Handflächen mit verschränkten Fingern nach oben strecken und den Oberkörper zuerst auf die Seite neigen, auf der Ihnen dies leichter fällt. Die Körperseite weist dabei nach oben (Abb.46).

Während der Seitneigung das Fußgelenk zurückziehen, sodass die Zehen nach oben gerichtet sind. Sich nach einigen Atemzügen aufrichten, die Arme mit verschränkten Fingern nach oben strecken und anschließend den Oberkörper zur anderen Seite neigen. Sich mit dem letzten Ausamten aufrichten und dann mit nach vorn gestreckten Armen aus der Hüfte nach vorne beugen. Die Handinnenflächen mit den verschränkten Fingern zeigen nach vorne. Ihre Beine sind weiterhin gespreizt, die Knie gestreckt, die Füße fallen entspannt zur Seite. Der Rücken soll so gerade wie möglich bleiben, sodass das Vorbeugen aus der Hüfte heraus geschieht. Entspannen Sie sich während der fünf bis sieben Atemzüge und richten Sie sich mit dem letzten Ausatmen auf.

Setzen Sie sich nach den Meridiandehnungen in den Fersensitz, Schneidersitz oder legen Sie sich auf den Rücken und atmen Sie eine Weile gleichmäßig und ruhig. Spüren Sie den Wirkungen der Übungen in Ihrem Körper nach.

Abb.46

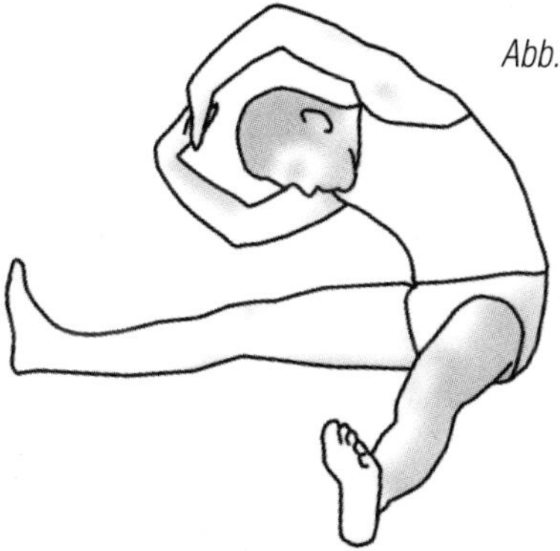

V.
Im Büro dynamisch bleiben

Jeder kennt es: Man fühlt sich nach einem langen Arbeitstag müde und zerschlagen, der Nacken ist verspannt, der Rücken schmerzt. Kein Wunder, wenn man den ganzen Tag vor dem Computer gesessen hat. Unsere Muskeln sind nicht für stundenlange einseitige Aufgaben konstruiert. Sie verkürzen sich oder werden schwächer, sodass es als Folge der einseitigen Tätigkeit und der damit verbundenen Muskelschwäche zu Verkrampfungen kommt. Achten Sie daher darauf, dass Sie dynamisch sitzen und die Sitzhaltung öfters wechseln. Strecken Sie sich zwischendurch genüsslich und machen Sie Pausen mit leichter Gymnastik. Stehen Sie auch immer wieder auf. Wenn man etwas durchlesen muss, kann man dies zur Abwechslung genauso im Stehen tun. Auch wenn man telefoniert oder über etwas nachdenkt, kann man im Zimmer auf und ab gehen und in Bewegung bleiben. Entspannen Sie sich zudem auch ohne besondere Übung. Lassen Sie die Arme hängen, strecken Sie die Beine aus und schließen Sie für einige Sekunden die Augen.

1. Vitalisierung und Lockerung am Schreibtisch

Ein Übungsprogramm im Sitzen.

Dehnung der Nacken-, Schulter- und Rückenmuskulatur

• Setzen Sie sich auf einen lehnenlosen Stuhl. 3-mal den Kopf nach hinten neigen und nach oben zur Decke blicken, dann wieder gerade stellen. Nun den Kopf nach rechts drehen, wieder gerade stellen, dann nach links drehen, je 3-mal durchführen. Dann das rechte Ohr zur rechten Schulter neigen, wobei die linke Schulter entspannt unten und die Nase nach vorne gerichtet bleibt. Den Kopf gerade stellen und dasselbe nach links, je 3-mal. Nun entspannt sitzen, die Arme hängen locker herab.

• Mit den Fingerspitzen senkrecht nach unten ziehen und das Kinn Richtung Brustbein drücken (Abb.47). Danach den Kopf wieder gerade stellen, Hals und Rücken strecken und die Arme locker lassen. 3- bis 5-mal durchführen.

Abb.47

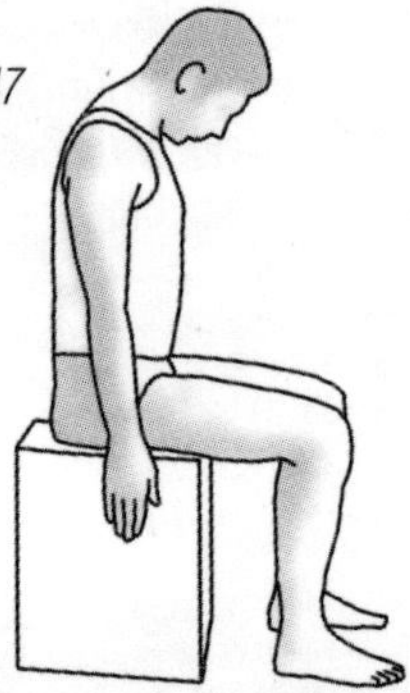

• Mit der linken Hand die Stuhlseitenkante umfassen und mit der rechten über den Kopf an den oberen Rand des linken Ohres greifen. Mit der ganzen Handfläche den Kopf allmählich in Richtung rechte Seite ziehen. Nach einigen Sekunden die Seite wechseln.

• Wenn Sie genug Zeit haben, führen Sie nun die isometrischen

Übungen für die Hals- und Nackenmuskulatur durch, wie weiter vorne beschrieben, anschließend Lockerungsübungen. Ansonsten beschreiben Sie zur Entspannung mit dem Kopf kleine Kreise, 5-mal nach rechts, dann 5-mal nach links.

- Sitzen Sie für die folgenden Übungen aufrecht. Die Daumen unter die Achseln legen und mit den angewinkelten Armen je 10-mal nach vorn und hinten kreisen. Versuchen Sie mit den Ellbogen möglichst große Kreise zu beschreiben.
- Die Hände im Nacken verschränken, die Ellbogen zurückdrücken und dabei einatmen. Dann sich nach vorne fallen lassen, die Ellbogen nach vorne ziehen und ausatmen (Abb.48). 8-mal durchführen.
- Mit den Händen in den Nacken fassen, dann den Oberkörper je 10-mal nach links drehen und leicht nachfedern, dann nach rechts (Abb.49).

Abb.48

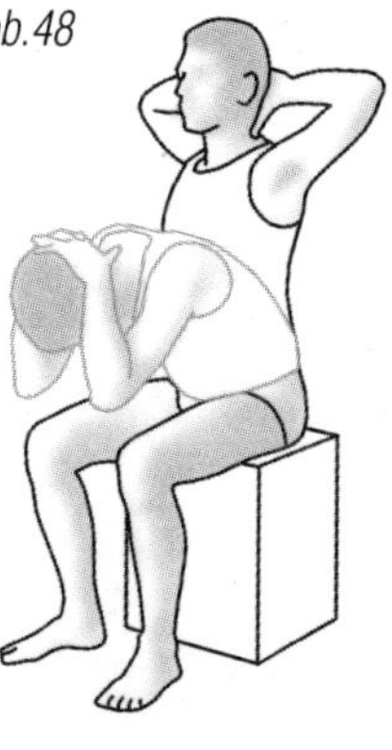

Abb.49

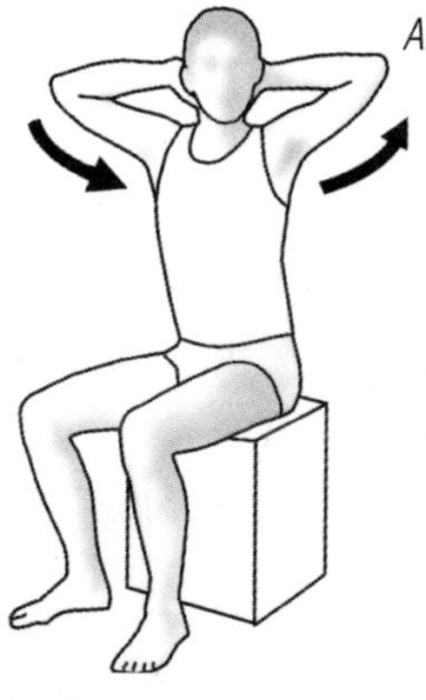

Rückendehnung und Bauchmuskeltraining

• Setzen Sie sich auf die vordere Stuhlkante und drücken Sie die Hände auf die Oberschenkel. Jetzt die Knie mit maximaler Kraft gegen den Widerstand hochheben, dabei die Bauchmuskulatur anspannen (Abb.50). Sieben Sekunden lang halten und dabei leicht weiteratmen. Danach zuerst das eine, dann das andere Knie fest an die Brust ziehen, ebenfalls je sieben Sekunden halten, entspannen.

• Aufrecht auf dem vorderen Teil eines lehnenlosen Stuhles sitzen, die Füße stehen parallel fest auf dem Boden, die Arme hängen locker herab. Nun beim Einatmen die Füße fest gegen den Boden stemmen und den Rücken nach oben strecken, als wüchse man der Decke entgegen (Abb.51). Kein Hohlkreuz machen! Beim Ausat-

Abb.50

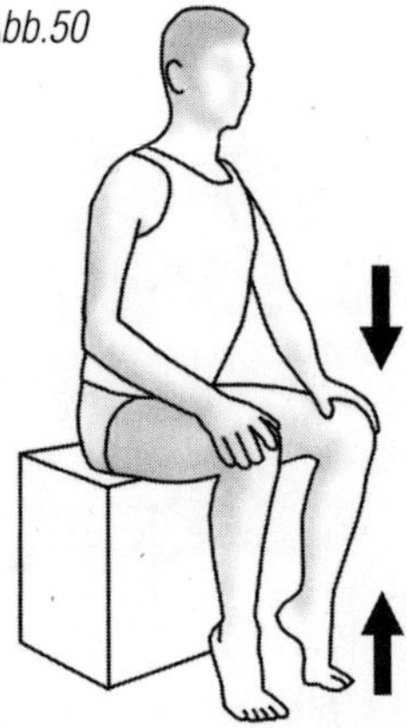

Abb.51

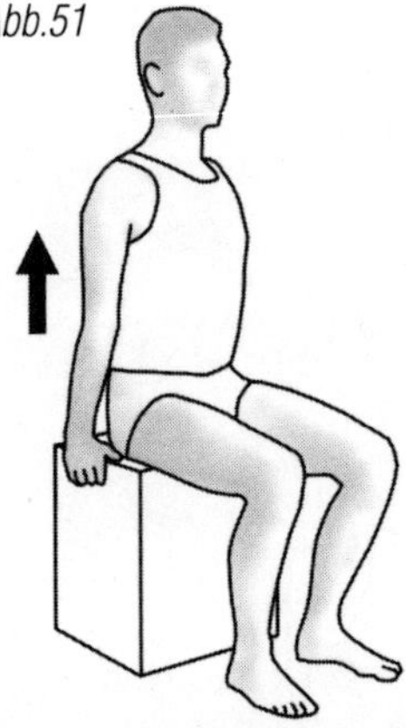

men den Rücken lockern, bis man in die Ausgangsstellung zurückgekehrt ist. 3-mal hintereinander sieben Sekunden lang durchführen.

• Sich mit beiden Händen auf die Armlehnen eines Stuhles stützen und den Rumpf hochdrücken. Den Körper einige Sekunden aushängen lassen, wobei die Spannung im Schultergürtel gehalten werden sollte.

• Im Sitzen entspannt nach vorne zusammenfallen und ausatmen. Die Arme hängen locker nach unten. Dann einatmen und aufrichten (Abb.52). 8-mal durchführen.

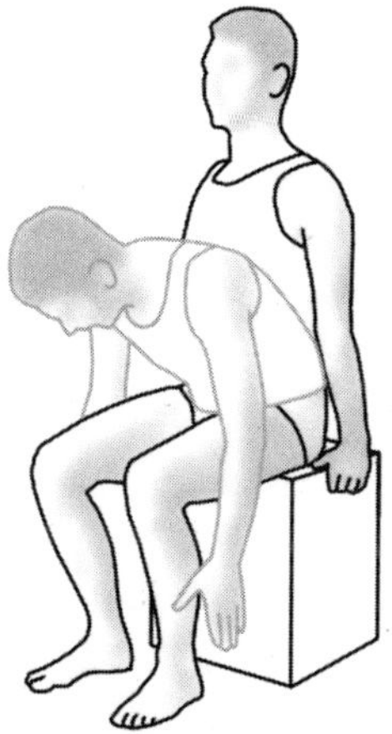

Abb.52

Entspannung der Füße

- Auf der vorderen Stuhlkante sitzen, die Füße leicht anheben und sich mit den Händen dabei abstützen. Mit beiden Füßen zunächst 8-mal einwärts, dann auswärts kreisen, anschließend die Fersen auf den Boden stellen und beide Füße 8-mal anziehen und strecken.

Zum Abschluss aufrecht stehen und mit dem Becken je 10-mal nach links und nach rechts kreisen, dann die Schultern 10-mal nach vorne und nach hinten rollen. Ein Tipp: Mit rechtzeitigen kleinen Entspannungs- und Gymnastikpausen arbeitet man effektiver.

2. Gezielte Entspannung

Die folgende schrittweise Muskelentspannung ist gut geeignet als Muntermacher für zwischendurch, aber auch zur abendlichen Entspannung. Sorgen Sie dafür, dass Sie ungestört sind, und setzen Sie sich mit geradem Rücken und parallel gestellten Beinen auf einen Stuhl. Öffnen Sie beengende Knöpfe oder Gürtel und schließen Sie die Augen. Atmen Sie 10-mal tief ein und aus. Beobachten Sie dabei, wie der Atem ruhig und gleichmäßig durch die Nase in den Körper und durch die Nase wieder hinaus strömt. Spannen Sie dann in der angegebenen Reihenfolge jeweils eine Muskelgruppe 15 Sekunden lang allmählich immer stärker an, ohne dabei zu verkrampfen. Anschließend entspannen Sie sich jeweils wieder 45 Sekunden, atmen tief aus und spüren der Entspannung in Ihren Muskeln nach. Beachten Sie folgende Reihenfolge:

- 15 Sekunden die Fäuste ballen, 45 Sekunden entspannen, dann nach dem gleichen Prinzip
- beide Oberarme seitlich an den Brustkorb pressen,
- die Hände vor der Brust falten und zusammendrücken,
- die Schultern ganz hoch ziehen,
- das Kinn gegen die Brust drücken,
- kräftig die Stirn runzeln und die Augenbrauen nach oben ziehen,
- die Augenbrauen zusammenziehen und die Augen fest schließen,
- die Zähne fest zusammenbeißen,
- das Kinn weit nach vorn schieben,
- die Lippen fest aufeinander pressen,
- den Bauch einziehen und hart machen,
- die Gesäß- und Beckenbodenmuskeln anspannen,
- die Knie zusammendrücken,
- beide Füße gegen den Boden drücken,
- die Beine ausstrecken und die Zehen kräftig nach vorne wegdrücken,
- die Beine ausstrecken und den Fuß und die Zehen zum Körper hinziehen.

Zum Abschluss atmen Sie noch 3-mal tief ein und aus und sagen sich: »Wenn ich beim dritten Atemzug die Augen öffne, bin ich hellwach und entspannt.«

VI.
Kleine Übungen für das Auto und für zwischendurch

Die in diesem Kapitel angeführten Übungen für unterwegs, für zwischendurch, im Auto oder Büro, sind für jedermann geeignet. Wer unter chronischen Rückenbeschwerden leidet, sollte die Übungen mit entsprechender Vorsicht ausführen und bei Beschwerden das Programm abbrechen und sich an einen erfahrenen Therapeuten wenden.

1. Das Autoprogramm

Im Stau oder vor Ampeln haben wir oft unfreiwillig etwas Zeit, die wir zur Entspannung nutzen können:

1. Räkeln Sie sich im Sitz, und drücken Sie mit den Händen gegen das Autodach. Den Druck etwa sieben Sekunden lang halten, die Muskulatur wieder lockern und dabei tief durchatmen.
2. Umfassen Sie in gerader Haltung mit beiden Händen das Steuerrad und versuchen Sie es zusammenzudrücken. Die Spannung wieder etwa sieben Sekunden halten und danach die Arme locker seitlich hängen lassen.
3. Stellen Sie beide Füße flach auf den Boden und drücken Sie kräftig dagegen. Spannen Sie dabei die Gesäß- und Bauchmuskulatur kräftig an. Nach sieben Sekunden entspannen.

4. Fassen Sie mit beiden Händen hinter die Nackenstütze und drücken Sie den Kopf an die Stütze. Kräftig anspannen und nach sieben Sekunden wieder lockern.
5. Zum Abschluss sich strecken, räkeln und entspannen.

2. Lockere Nacken- und Schultermuskulatur – unterwegs oder zu Hause

Die folgenden Übungen führen Sie am besten im Stehen durch. Denken Sie daran, den Rücken gerade zu halten und sich nicht zu überfordern.

1. Beginnen Sie mit der zweiten Übung aus dem Übungsprogramm I.
2. Anschließend führen Sie die isometrischen Nackenübungen aus. Zum Abschluss ganz entspannt mit dem Kopf langsam kleine Kreise beschreiben. 5-mal rechts, dann 5-mal links.
3. Mit der linken Hand leicht die rechte Schulter massieren und umgekehrt. Dann die Schultern 3- bis 5-mal so weit es geht nach oben ziehen, drei Sekunden lang halten, entspannen.
4. Die Arme 20-mal abwechselnd locker vor- und zurückschwingen. Nun die Arme in Schulterhöhe zur Seite strecken und 10-mal nach vorne, dann nach hinten kreisen. Dann die Arme 20-mal locker vor dem Körper hin- und herschwingen, von links nach rechts und zurück.
5. Die Hände im Nacken verschränken und die Schulterblätter Richtung Wirbelsäule ziehen. Drei Sekunden lang halten, ent-

spannen. 10-mal durchführen. Dann die Schultern im Wechsel hochziehen: Linke Schulter hochziehen, die rechte hinunter, drei Sekunden halten, dann entspannen und umgekehrt. Je 10-mal durchführen. Jetzt die gestreckten Arme je 10-mal vorwärts- und rückwärtskreisen. Dann den Oberkörper mit herabhängenden Armen je 10-mal nach links und rechts neigen.

6. Das rechte Ohr Richtung rechte Schulter neigen, dann den Kopf nach oben strecken und nach links legen. Je 3-mal durchführen. Versuchen Sie nun über die rechte Schulter auf die rechte Ferse zu schauen und umgekehrt: je 3-mal. Dann den Kopf seitwärts drehen und das Kinn anheben. 3-mal zu jeder Seite.

7. Vorsichtig mit den Faustknöcheln die Muskelstränge neben (!) der Wirbelsäule reiben.

8. Lassen Sie einen Partner mit den Fäusten locker die Muskelstränge neben der Wirbelsäule abklopfen. Zuerst leicht, dann stärker, aber nicht zu kräftig.

9. Zum Abschluss die Arme 10-mal weit vor- und zurückschwingen.

Tipp: Wenn Sie lange gesessen haben und Nacken und Schulter schmerzen, handelt es sich in der Regel um eine akute Verspannung durch einseitige Belastung. Führen Sie in diesem Fall das obenstehende Programm durch. Schmerzt der Nacken noch immer, nehmen Sie ein kaltes Armbad: Tauchen Sie dazu die warmen Arme und Hände (eventuell vorwärmen) ein bis zwei Minuten lang bis zu den Ellbogen in das kalte Wasser des Waschbeckens, anschließend abfrottieren und die Arme warm halten. Sie können auch ein warmes Vollbad mit Melisse- oder Heublumenzusatz (siehe Kapitel VII.) nehmen oder eine warme Dusche. Lassen Sie dafür einen mittelstarken Strahl (nicht zu stark einstellen) einige Minuten lang auf die schmerzende Muskelpartie einwirken.

3. Praktische Beispiele für einen rückengerechten Tag

1. Das Aufstehen: Springen Sie nach dem Aufwachen nicht sofort aus dem Bett, sondern legen Sie sich auf den Rücken und strecken und räkeln Sie sich zuerst genüsslich. Stellen Sie die Knie auf und machen Sie einige isometrische Spannungsübungen. Beginnen Sie damit, den Kopf sieben Sekunden lang fest ins Kissen zu drücken, dann locker lassen. Zum Abschluss noch einmal strecken und seitlich aus dem Bett rollend aufstehen.
2. Morgens im Bad: Beim Zähneputzen und Duschen leicht in die Knie gehen und 20 Sekunden lang den Bauch einziehen, dann die Spannung wieder lösen. Mehrmals durchführen, insgesamt drei bis fünf Minuten lang.
3. Nutzen Sie Pausen während der Arbeit zur Durchführung einfacher Gymnastik- und Entspannungsübungen.
4. Achten Sie während des Tages immer wieder auf die richtige Haltung beim Sitzen, Stehen und Gehen. Versuchen Sie gleich bleibende Haltungen zu vermeiden.
5. Ruhen Sie sich nach der Arbeit in einem rückengerechten bequemen Stuhl aus und bewegen Sie sich anschließend noch etwas.

VII.
Schnelle Hilfe bei leichten Rückenproblemen

Bei jeder Art akuter heftiger oder chronischer Rückenbeschwerden sollten Sie einen Arzt aufsuchen. Nur der Fachmann kann die genaue Ursache der Beschwerden abklären und beurteilen, welche Therapie für Sie am besten geeignet ist. Maßnahmen zur ersten Hilfe bei akuten Rückenproblemen finden Sie im nächsten Kapitel. Bei leichteren Rückenschmerzen gibt es verschiedene Möglichkeiten der Selbstbehandlung.

1. Wärme oder Kälte?

Heiße und warme Anwendungen eignen sich bei vorübergehenden leichteren und bei chronischen Beschwerden. Sie regen die örtliche Durchblutung und den in verspannten Muskeln verlangsamten Stoffwechsel an und helfen auf diese Weise bei Verspannungsschmerzen. Bei akuten entzündlichen Prozessen können Sie jedoch verschlimmernd wirken.

Gute Tiefenwärme produzieren der Heublumensack und die Kartoffelauflage. Weniger tiefenwirksam, aber einfacher zu handhaben ist die Bestrahlung des schmerzenden Bereichs mit einer handelsüblichen Infrarotlampe oder die Auflage einer Wärmflasche.

Kaltanwendungen bremsen den Stoffwechsel im Anwendungsgebiet, sodass vor allem entzündliche Reizzustände und die be-

gleitenden Schmerzen gehemmt werden. Für eine einfache Kaltanwendung bei akuten Beschwerden können Sie Gelkompressen aus der Apotheke verwenden: Im Tiefkühlfach kalt werden lassen, ein dünnes Handtuch auf die schmerzende Stelle geben und die Kompresse darüberlegen.
Als Faustregel gilt: Bei akuten Beschwerden helfen meist Eis- und andere Kaltanwendungen, bei chronischen Beschwerden Wärmebehandlungen. Achten Sie aber auch selbst darauf, was Ihnen gut tut.

2. Lokale schmerzlindernde und durchblutungsfördernde Hilfe

Einreibungen

Bei leichteren Rückenproblemen (Muskelschmerzen, Lendenwirbelsäulensyndrom oder chronischen Ischiasbeschwerden) helfen lokale Maßnahmen wie Einreibungen, Umschläge und Auflagen mit verschiedenen Präparaten, wie Sie sie in der Apotheke zur Förderung der Durchblutung und Schmerzlinderung erhalten. Reiben Sie die schmerzenden Stellen etwa mehrmals täglich mit *Johanniskrautöl* ein, das Sie vorher etwas erwärmen.

Auflagen

Gut schmerzlindernd, durchblutungsfördernd und stoffwechselanregend bei chronischen Beschwerden wirkt meist die Auflage eines *Heublumensacks*. Der Sack wirkt mehr in die Tiefe als die meisten anderen Auflagen und Einreibungen, da er gefäßwirksame Stoffe enthält, die so genannten Cumarine. Den Sack in kochendem

Wasser einweichen, etwas abkühlen lassen (Verbrennungsgefahr!) und so heiß wie Sie es vertragen auf den erkrankten Bereich legen. Mit einem dicken Frotteetuch abdecken, ein Wolltuch darüber wickeln und 40 Minuten lang liegen lassen. Wer auf Gräser allergisch reagiert, darf diese Anwendung nicht durchführen. Den Heublumensack können Sie 4- bis 5-mal verwenden. Nach der Anwendung nachruhen.

Eine ebenfalls stark wärmende Auflage ist ein *Kartoffelbreisack*. Geben Sie gekochte heiße Kartoffeln in einen Leinen- oder Baumwollsack und binden Sie diesen zu. Zerquetschen Sie die Kartoffeln durch den Sack hindurch und legen Sie sie auf. Ein Tuch darüberlegen, ein Wolltuch darüberwickeln und ruhen, bis der Sack kühl wird.

Einfacher anzuwenden ist eine *heiße Auflage* auf die schmerzende Stelle. Breiten Sie dafür ein Frotteetuch über einer Schüssel aus und legen Sie in dieses Tuch ein 3-lagig gefaltetes Baumwolltuch hinein (etwas größer wie die schmerzende Stelle). Übergießen Sie das Baumwolltuch mit kochendheißem Wasser. Nun das Frottetuch längs darüberschlagen, an den Enden greifen und kurz auswringen. Wieder aufschlagen und so heiß als möglich auflegen: Ein Wolltuch darüberlegen und sich 30 Minuten lang in eine Decke einwickeln. Abnehmen, wenn die Auflage kalt wird. Zusätzlich durchblutungsfördernd wirkt ein Esslöffel Arnikatinktur, den Sie in das Kochwasser geben können, kurz bevor Sie das Tuch damit übergießen.

Bewährt hat sich auch ein *ABC-Pflaster*, das durchblutungsfördernde Stoffe enthält: mehrere Tage lang auf die schmerzende Stelle kleben.

3. Wasseranwendungen

Vollbad

Besonders wirksam bei Rückenschmerzen sind oft warme (nicht zu heiße) Vollbäder. Sie beruhigen die Nerven, entspannen die Muskulatur, steigern die Durchblutung und schwemmen Schlacken aus. Die Wassertemperatur sollte angenehm sein, nicht höher als 38 bis 39° Celsius. Badedauer etwa 15 Minuten. Hinterher eventuell kurz kalt abduschen, sich nicht abtrocknen, sondern das Wasser mit den Händen abstreifen und im Bett gut zugedeckt mindestens 1/2 Stunde lang nachruhen. 3- bis 4-mal pro Woche baden, wenn Ihnen dies gut tut. Warme Bäder sollten bei Herz-Kreislauferkrankungen nicht ohne ärztliche Absprache durchgeführt werden!

Gesteigert wird die Badewirkung durch geeignete Badezusätze:

Heublumen: 300 Gramm für ein Vollbad in fünf Liter kaltes Wasser geben, erhitzen und 15 Minuten lang auf kleiner Flamme köcheln, dann abseihen und den Sud dem Badewasser zugeben; für Heuschnupfen-Allergiker nicht geeignet.

Rosmarinblätter: 50 Gramm in ein Liter Wasser bis zum Sieden erhitzen, dann 30 Minuten lang ziehen lassen und den Sud dem Badewasser zugeben. Nicht nach 17 Uhr anwenden, da das Bad sonst zu anregend wirkt.

Fichtennadeln: 300 Gramm in fünf Liter Wasser geben, aufkochen, zehn Minuten lang köcheln, dann abseihen und den Sud dem Badewasser zugeben.

Im Fachhandel erhalten Sie auch eine Vielzahl fertiger Rheumabäder.

Fußbad

Ein warmes Fußbad bringt die Ausscheidungsvorgänge in Schwung. Tauchen Sie dazu beide Füße wadentief in körperwarmes Wasser (36 bis 37°C; vorher messen). Nach etwa zehn Minuten das Bad beenden, das Wasser von den Füßen abstreifen und warme Strümpfe überziehen. Gesteigert wird die Fußbadwirkung durch die Zugabe von einem Esslöffel Kochsalz pro Liter Wasser. Fußbäder können Sie 3- bis 4-mal pro Woche durchführen – bitte aber nicht, wenn Sie unter Krampfadern leiden.

4. Akupressur

Mit Hilfe der chinesischen Fingerdruckmassage kann man zuweilen Schulter- und Rückenbeschwerden recht erfolgreich lindern. Für eine erfolgreiche Akupressur ist es wichtig, die genaue Lage der zu behandelnden Punkte festzustellen. Oft liegen sie in Vertiefungen, Hautfalten oder an Muskelansätzen. Die Haut kann an der entsprechenden Stelle verhärtet oder farblich verändert sein. Den Punkt getroffen haben Sie, wenn ein Schmerz-, Druck-, Spannungs- Kälte-, Wärmegefühl oder ein elektrisierendes Empfinden auftritt. Außer in der Körpermitte gibt es alle Punkte zweimal, spiegelgleich auf jeder Körperseite. Immer sind beide Punkte zu behandeln. Halten Sie sich genau an die hier gegebenen Anleitungen, dann erhalten Sie auch die bestmögliche Wirkung.

Die Behandlungstechnik

Beachten Sie die in der Anleitung vorgeschriebenen Druckrichtungen. Sonst drücken Sie mit Daumen- oder Fingerkuppen senkrecht zur Hautoberfläche. Die Druckstärke sollte etwa drei Kilopond betragen (an einer Waage testen), weniger, wenn die Punkte zu schmerzhaft sind. Punkte auf Brust, Bauch und Kopf nur vorsichtig drücken. Akupressieren Sie die angegebenen Punkte 3-mal drei bis sieben Sekunden lang. Tritt keine ausreichende Wirkung ein, verstärken Sie den Druck etwas, wenn Sie die Behandlung wiederholen. Achten Sie auf kurze Fingernägel und entspannen Sie sich während der Behandlung. Führen Sie die Akupressur 1- bis 2-mal täglich durch, wenn sie Ihre Beschwerden lindert. Im Anschluss daran zehn bis 15 Minuten lang ruhen. Sind Schultern oder Rücken kalt, wärmen Sie sie vor der Akupressur durch die Auflage eines schweren feuchten warmen Handtuchs auf (steife Schultern sind meistens kalt).

Während der Schwangerschaft, Menstruation, bei Infektionen und vor oder nach den Mahlzeiten nicht akupressieren. Bei ernsthaften Erkrankungen nur nach Absprache mit Ihrem Therapeuten.

Abb.53

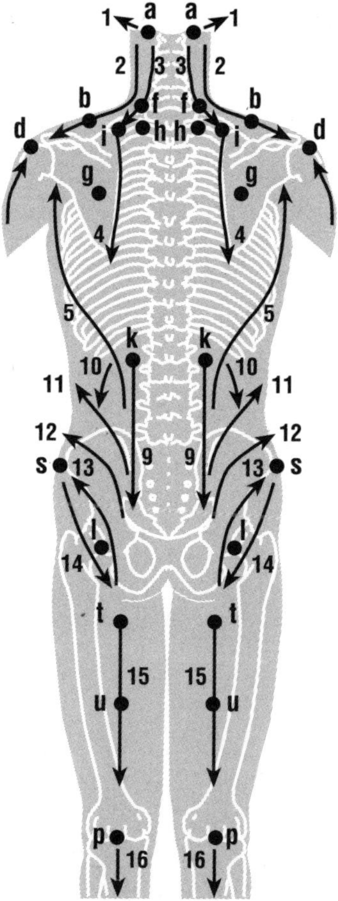
a a
1 1
2 3 3 2
b f f b
d i h h i d
g g
4 4
5 5
k k
10 10
11 11
12 12
9 9
s 13 13 s
l l
14 14
t t
15 15
u u
p p
16 16

Abb.54

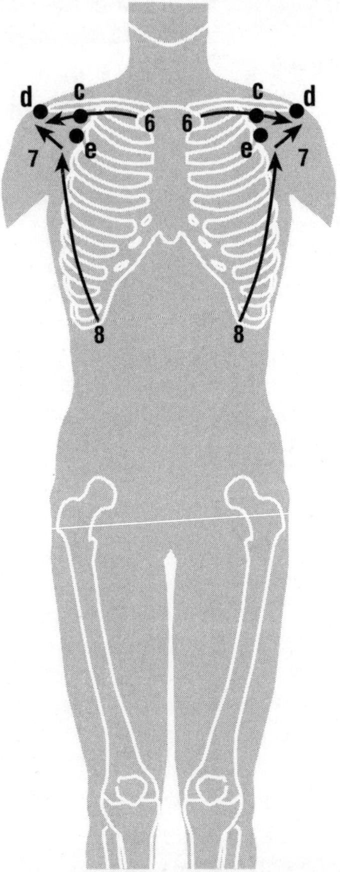

Verspannung von Nacken und Schulter (Abb.53, 54)

1. Legen Sie vor der Behandlung 15 Minuten lang eine heiße Auflage in den Nacken.

2. Reiben Sie anschließend mit der Handfläche den Nacken- und Schulterbereich ab. Suchen Sie dort besonders schmerzhafte Stellen und drücken Sie diese unter kreisendem Reiben leicht. Zupfen Sie dann den Schulterbereich zwischen Daumen- und Fingerkuppen leicht nach oben.

3. Massieren Sie die Nackenlinie 1 am Kopfansatz in Richtung Ohr. Dann mit den Fingerkuppen von den Punkten a nackenabwärts Richtung Schulter massieren. Nicht zu starker Druck auf die Punkte a (in der Vertiefung am Nackenansatz neben der Wirbelsäule) und b (in der Mitte zwischen Nacken und Schulterrand). (Abb.53)

4. Lassen Sie einen Partner entlang der Linien 2 bis 5 in Pfeilrichtung massieren, dabei schmerzhafte Punkte im Bereich des Schulterblattes drücken.

5. Bei steifen Schultern zusätzlich die Linien 6 bis 8 locker mit den Fingerkuppen in Pfeilrichtung massieren. Bei Schmerzen die Punkte c, d und e akupressieren. (Abb.54)

6. Lassen Sie einen Partner folgende Punkte akupressieren: f (etwa zwei Zentimeter seitlich zwischen siebtem Halswirbel und erstem Brustwirbel), g (in einer Vertiefung der Schulterblattmitte), h und i (etwa zwei bzw. vier Zentimeter seitlich zwischen erstem und zweitem Brustwirbel).

7. Mit geradem Rücken sitzen und mit den Fingerknöcheln neben der Wirbelsäule nicht zu fest abwärts massieren. Dann die Hände an die Körperseiten legen und mit den Daumen neben der Wirbelsäule kreisend abwärts massieren.

8. Reiben Sie Ihre Handflächen gegeneinander warm und reiben Sie anschließend die Nierenpunkte k (etwa vier Zentimeter neben und zwischen dem zweiten und dritten Lendenwirbel) Dies dient auch zur Vorbeugung gegen Rückenschmerzen.
9. Nun den Kopf langsam und sanft zuerst in die eine, dann in die andere Richtung kreisen lassen. Anschließend mit beiden Schultern zuerst in die eine, dann in die andere Richtung kreisen.
10. Zum Abschluss legen Sie sich auf den Bauch und lassen einen Partner den Rücken mehrmals leicht mit den Fäusten neben der Wirbelsäule vom Nacken bis zum Kreuzbein abklopfen.

Leichtere Schmerzen des unteren Rückens (Abb.53, 55, 56)
Legen Sie vor der Massage einen 15-minütigen heißen Umschlag auf die schmerzende Stelle. Im Anschluss daran lassen Sie die angegebenen Punkte von einem Partner massieren.
1. Massieren Sie die Linien 9 entlang der Lendenwirbelsäule abwärts bis zum Steißbein und behandeln Sie dabei mögliche schmerzende Punkte durch Fingerdruck (die in Frage kommenden Punkte liegen etwa vier Zentimeter von den tastbaren Wirbelfortsätzen entfernt).
2. Massieren Sie mit den Handflächen kreisförmig entlang der Linien 10 bis 13 in der angegebenen Richtung.
3. Nierenpunkt k zwischen dem zweiten und dritten Lendenwirbel drücken, (etwa vier Zentimeter seitlich der Wirbel).
4. Akupressieren Sie kräftig die Punkte l auf der Gesäßseite des Hüftgelenkes. Legen Sie sich dazu auf die Seite, winkeln Sie das obere Bein an und strecken Sie das untere. Drücken Sie bei kräfti-

gen Personen mit dem Ellbogen und sonst mit der Daumenkuppe in die Mulde, die nun sichtbar geworden ist.

5. Massieren Sie mit den Fingerkuppen die Innenseite der Waden kreisend abwärts bis zur Spitze der großen Zehen. Drücken Sie die Punkte m etwa sechs Zentimeter senkrecht über dem inneren Fußknöchel in Richtung Schienbein.

6. Massieren Sie die Außenseiten der Waden bis zur Spitze der kleinen Zehen gleichfalls kreisend abwärts. Drücken Sie die Punkte n an der Außenseite der Wade (etwa sechs Zentimeter unterhalb des Knies, seitlich des Scheinbeinrandes) in Richtung Fuß.

Abb.55

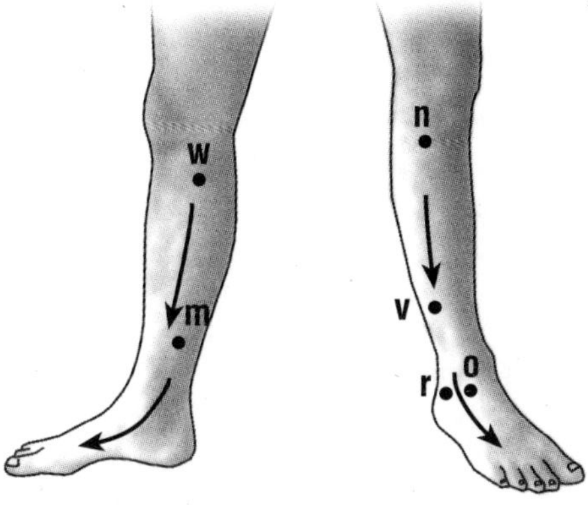

Schwerere Rückenschmerzen (Abb.53, 55, 56)
Bei schwereren Rückenschmerzen etwa einem Hexenschuss oder einem Bandscheibenvorfall ist grundsätzlich gründliche fachliche Abklärung erforderlich. Als erste Hilfe bei einer Schmerzattacke tasten Sie zunächst die schmerzende Stelle ab und stellen fest ob eine Temperaturerhöhung oder Schwellung vorliegt. Ist die Temperatur erhöht, legen Sie 20 Minuten lang ein nur zimmerwarmes feuchtes Handtuch zusammengeschlagen auf die schmerzende Stelle. Sonst wenden Sie eine heiße Auflage an. Massage und Akupressur mit großer Achtsamkeit durchführen:
1. Führen Sie das Programm durch, wie es bei leichten Schmerzen des unteren Rückens beschrieben ist, allerdings mit großer Achtsamkeit.
2. Akupressieren Sie zusätzlich folgende Punkte: o (am Mittelpunkt der Fußgelenkvorderseite) kräftig; p (in der Mitte der Kniekehlen) nicht zu stark in Richtung Oberschenkel; die Punkte q (in einer Mulde am Übergang der Wadenmuskulatur in die Achillessehne); r, den »Meisterpunkt aller Schmerzen« (unmittelbar hinter den äußeren Fußknöcheln, vor der Achillessehne).

Ischiasbeschwerden (Abb.53, 55, 56)
Auch hier kommt wie bei jeder Form starker Schmerzen nur eine begleitende, schmerzlindernde Schmerztherapie in Frage. Der Rücken muss vor der Behandlung wieder gut erwärmt werden. Die Akupressurmassage sollte von einem Partner durchgeführt werden.
1. Massieren Sie mit den Handflächen leicht entlang der Linien 9, 10 und 14 in Pfeilrichtung.

2. Drücken Sie mögliche schmerzhafte Punkte entlang der Linie 9 und die Punkte s (etwa in der Mitte des Hüftknochens).
3. Massieren Sie leicht die Linien 15 und 16 in Pfeilrichtung, dann die Außenseite der Wade abwärts bis zur Kleinzehspitze und die Innenseite der Wade bis zur Großzehspitze.
4. Drücken Sie die Punkte t (in der Mitte der Gesäßquerfalte), u (in der Mitte der Oberschenkelrückseite), p und q nicht zu fest.
5. Zum Abschluss die Punkte m, n, o und v (etwa sechs Zentimeter oberhalb des äußeren Fußknöchels) und w (auf der Wadenaußenseite, etwa zwei Zentimeter unterhalb des Knies) drücken.

Abb.56

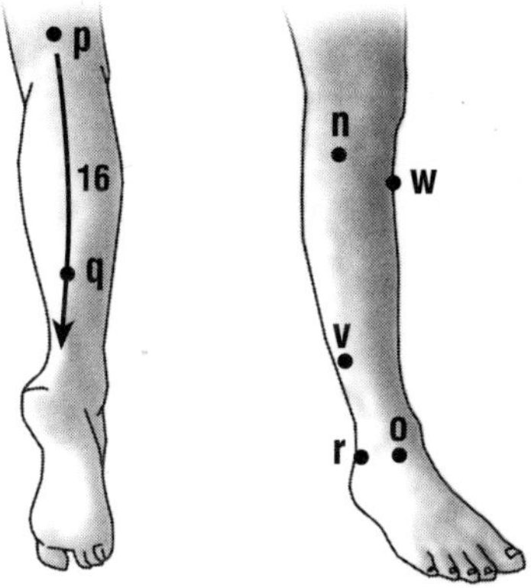

VIII.
Schnelle Hilfe bei akuten Rückenbeschwerden

Bei akuten Rückenbeschwerden beschränkt sich die Selbstbehandlung auf die angegebenen Erste-Hilfe-Maßnahmen. Suchen Sie so schnell wie möglich einen erfahrenen Fachmann auf. Nur er ist in der Lage, eine genaue Diagnose zu stellen und eine fachgerechte Therapie zu verordnen.

Ein typisches häufiges Beispiel für blitzartig auftretende Beschwerden ist der »Hexenschuss«. Die häufigste Ursache hierfür sind Verschleißerscheinungen der Bandscheiben. Verlagern sich diese, drücken sie auf Nervenbahnen, was die Schmerzen auslöst. Wenn Sie zum Beispiel beim Vorneigen plötzliche Kreuzschmerzen spüren, versuchen Sie nicht, sich rasch aufzurichten. Sonst kann sich eine möglicherweise verschobene Bandscheibe, die auf den Nerv drückt, festklemmen. Entlasten Sie stattdessen die Wirbelsäule. Stützen Sie sich mit beiden Händen ab und ziehen Sie den Bauch ein. Wenn möglich, nehmen Sie dann die entlastende Stufenlagerung ein und lindern die Schmerzen durch eine Eismassage.

1. Entlastende Stufenlagerung

Die beste Entlastung für Bandscheiben und Nervenwurzeln bietet die Rückenlage mit hochgelegten Beinen. In dieser Position nehmen die Bandscheiben am meisten Flüssigkeit auf. Legen Sie sich mit dem Rücken vorsichtig auf den Boden auf eine weiche Unterlage. Schieben Sie ein kleines Kissen unter den Kopf und lagern Sie die Beine auf einem Stuhl, indem Sie die Unterschenkel auf die Sitzfläche legen. Unter- und Oberschenkel sollten einen rechten Winkel bilden (Abb.57). Atmen Sie tief und ruhig ein und aus und versuchen Sie sich zu entspannen.

Diese Lagerung sollten Sie bei akuten Beschwerden zur Entlastung mehrmals täglich einnehmen, besonders natürlich, wenn Sie feststellen, dass Ihr Rücken müde wird oder wenn erneut Beschwerden aufzutreten drohen. Aber auch bei leichten Beschwerden und vorbeugend tun Sie Ihrem Rücken etwas Gutes, wenn Sie die Stufenlagerung in Ihren Tagesablauf einbauen.

Abb.57

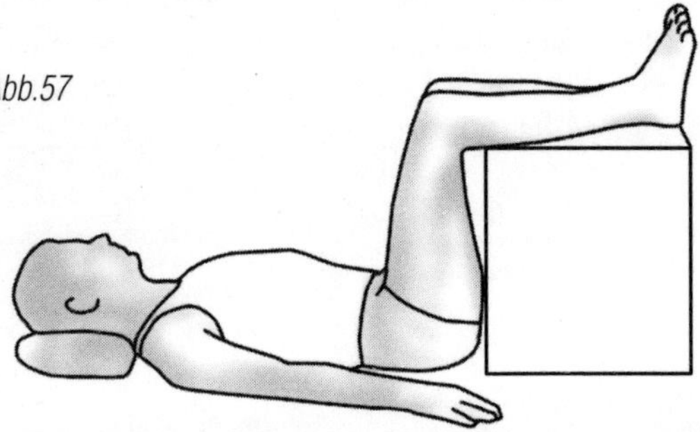

2. Lokale Maßnahmen

Akute Schmerzen lindert meist eine *Eismassage*. Sie unterbricht den Teufelskreis: Schmerz – vermehrte Muskelspannung – verminderte Durchblutung – größerer Schmerz. Nehmen Sie für die Massage einen mit gefrorenem Wasser gefüllten Joghurtbecher, den Sie mit einem dünnen Baumwolltuch bedecken (alternativ mehrere Eiswürfel in ein Baumwolltuch eingeschlagen). Massieren Sie nun die Muskulatur im Wirbelsäulenbereich damit maximal fünf bis sieben Minuten. Nach der Eismassage versuchen Sie sehr vorsichtig, sich ein wenig zu strecken und zu dehnen. Anschließend reiben Sie den massierten Bereich mit einer handelsüblichen fettenden und wärmenden Salbe ein und ziehen sich warm an. Ruhen Sie sich anschließend in Stufenlagerung aus.

Muskelentkrampfend bei verspannten Muskeln wirkt oft eine *heiße Dusche*. Richten Sie dazu den Duschstrahl fünf bis zehn Minuten auf den schmerzenden Rückenbereich, wenn Ihnen dies gut tut. Anschließend lassen Sie Ihren Rücken von einem Partner ganz locker und weich massieren (keine Selbstbehandlung bei heftigen akuten Beschwerden durchführen). Anschließend nehmen Sie die Stufenlagerung ein.